周国英学术经验集

主　审　周国英

主　编　叶彬华

副主编　江铭倩　李翠云

编　委　郭　芳　陈清清　杨志刚

U0253871

海峡出版发行集团
THE STRAITS PUBLISHING & DISTRIBUTING GROUP
福建科学技术出版社
FUJIAN SCIENCE & TECHNOLOGY PUBLISHING HOUSE

图书在版编目（CIP）数据

周国英学术经验集 / 叶彬华主编.—福州：福建科学技术
出版社，2022.1

ISBN 978-7-5335-6532-9

Ⅰ.①周… Ⅱ.①叶… Ⅲ.①中医临床－经验－中国－现
代 Ⅳ.①R249.7

中国版本图书馆CIP数据核字（2021）第168048号

书　　名	周国英学术经验集	
主　　编	叶彬华	
出版发行	福建科学技术出版社	
社　　址	福州市东水路76号（邮编350001）	
网　　址	www.fjstp.com	
经　　销	福建新华发行（集团）有限责任公司	
印　　刷	福州万紫千红印刷有限公司	
开　　本	700毫米×1000毫米　1/16	
印　　张	14.25	
插　　页	4	
字　　数	173千字	
版　　次	2022年1月第1版	
印　　次	2022年1月第1次印刷	
书　　号	ISBN 978-7-5335-6532-9	
定　　价	88.00元	

书中如有印装质量问题，可直接向本社调换

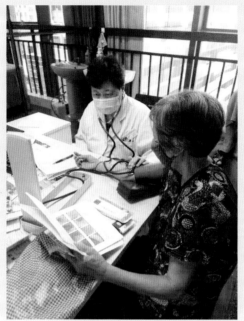

周国英教授为患者诊病

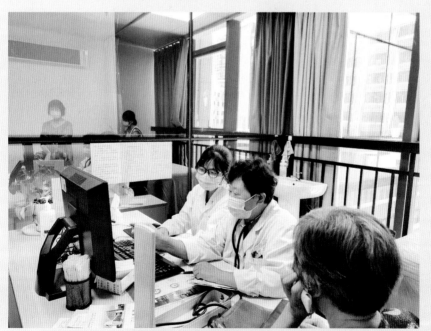

周国英教授临床带教指导学生

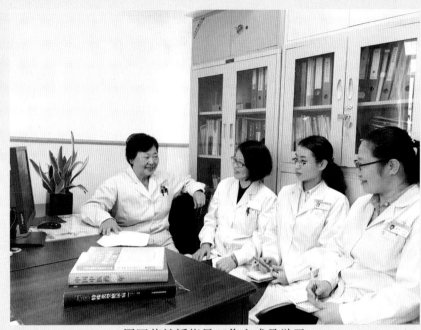

周国英教授指导工作室成员学习

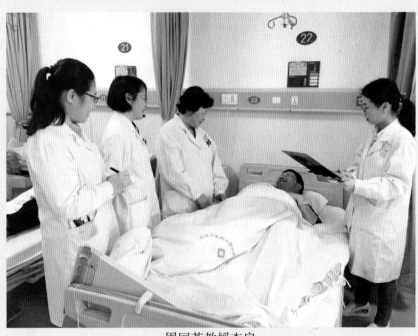

周国英教授查房

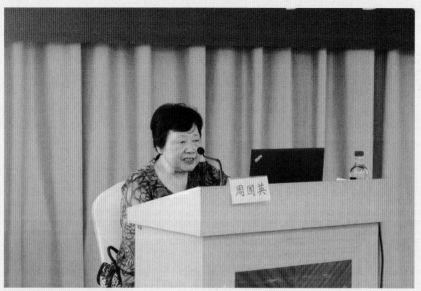

周国英教授为"周国英名老中医经验学习班暨第一届代谢与营养吉祥论坛"继续教育活动授课

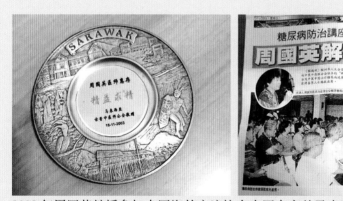

2003 年周国英教授参加中国海外交流协会中国专家赴马来西亚义诊活动

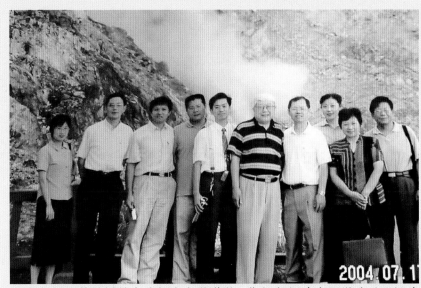

2004 年周国英教授赴台湾长庚大学讲学，期间与福建中医学院（现福建中医药大学）和南京中医药大学教师合影

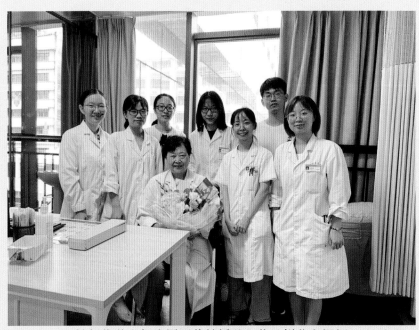

教师节学生们为周国英教授送上节日鲜花和祝福

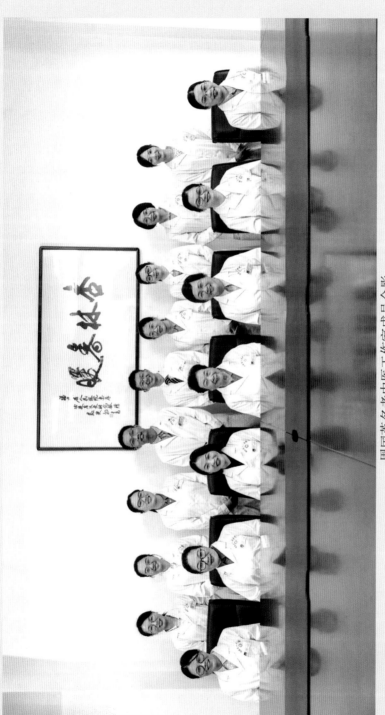

周国英名老中医工作室成员合影

福建中医药大学附属人民医院（福建省人民医院）为八闽中医医院之龙首，英才荟萃，人才辈出，或出身于中医世家、或独具专长，享誉福建医界，广为当地民众所拥戴。在长期的临床中，历代医家形成了独具特色的临证经验和学术思想。将这些瑰宝珍存下来，启迪后学，是我们这一代中医人的使命和责任。

周国英教授从事中医内科临床、教学、科研工作50余年，为第四批全国老中医药专家学术经验继承工作指导老师、福建省名中医，主要从事内分泌代谢性疾病临床诊疗工作，擅长糖尿病及其并发症、甲状腺疾病、更年期综合征及代谢性疾病等相关疾病的中西医诊治。周老熟读中医书籍，具有深厚的中医功底，从医期间学习周绍奇、严守正、甘美芳等老一辈名中医经验，在继承前辈学术思想的基础上结合福州地区气候特点因地制宜，又提出了"消渴病从脾论治"的学术思想，形成了自己的学术特点。周老认为，中医的发展既要沿袭其自身的理论特点和长处，也要与现代医学相结合。所以周老在临床诊疗中，特别是疑难杂症的处理，无论明确诊断、剖析病案还是遣方用药，都能吸收现代医学成就，参考西医之所长，宏观辨证与微观检查相结合，遵古而不泥古，形成自己的临证思路与遣方用药特点。

2018年福建省卫生计生委发文成立"周国英福建省名老中医药专家传承工作室"，2019年国家中医药管理局批准成立"周国英全国名老中医药专家传承工作室"。本书是工作室成员在完成繁重临床工作的同时，将近年跟师学习临证的医话、医论、医案进行细致的记录和整理，由周老认真审稿，多次修改、完善完成此书，旨在彰显周国英教授的学术精髓及临证经验，益于后学们借鉴。本书主要由学术思想、医案医话和临证经验3个部分组成。学术思想部分具体阐述了周国英教授对中医学精髓——辨证论治的精辟论述和提倡辨病与辨证相结合的学术理念；阐明了她重视气血，将调补脾肾治法灵活应用于内科疾病尤其是消渴病中；强调消渴病辨证论治，首重阴阳虚实及辨病、辨证、辨体、辨期多方位辨识的思想；突出体现她临床诊治疾病以中医为主，"衷中参西、宜中则中、宜西则西"的治疗观。医案医话部分总结周老临证诊治糖尿病及并发症（心、脾、肺、肾、脑、皮肤病症等）、甲状腺疾病、更年期综合征的诊治经验，将其学术思想与临床实践相结合，并附按语直抒其辨证思路。临证经验部分整理周国英教授临床诊治常见内分泌代谢性疾病的中西医结合临床经验，方便中医学者理解学习。

医学之大同，乃除病痛、助健康。工作室成员始终秉承着这样的理念传承与发扬中医。《周国英学术经验集》一书凝聚了周国英教授及其工作室成员的心血，是我们集体智慧的结晶。谨以此书献给广大中医工作者和爱好者，以期为中医临床工作者提供临证思路，也对有志于继承、发扬中医者有所启发。

虽然此书在编写过程中进行了多次讨论和修稿，但因编写时间有限，难免有疏误未善之处，祈望同道们批评指正。

目录

第一章
医家传略 1

第二章
学术思想 4

第一节　中医临证辨证思想……………… 4

一、善抓主证，精于辨证 …………… 4

二、辨证论治，首重阴阳 …………… 5

三、辨病辨证，有机结合 …………… 6

四、重视气血，补益脾肾 …………… 7

五、善用药对，灵活机变 …………… 9

六、重视调护，未病先防 …………… 15

七、师古不泥，博采众长 …………… 17

第二节　消渴病辨证论治经验……………… 19

一、消渴病辨证论治，首重阴阳虚实 …………… 19

二、消渴病辨病、辨证、辨体、辨期多方位辨识…24

三、消渴病重视从脾论治，强调地域特点 ……… 31

四、消渴病脾虚湿热型的治疗经验 …………… 35

五、消渴辨治强调气血调畅，重视疏肝解郁 …… 38

六、益气养阴活血法贯穿消渴病及其并发症治疗…40

七、消渴病临证用药经验举隅 …………… 45

第三章
医案医话 **48**

第一节　消渴病……………………… 48

　　一、脾瘅（糖耐量异常）…… 48

　　二、消渴病 …………………… 50

　　三、消渴病肾病 ……………… 61

　　四、消渴痹症 ………………… 67

　　五、消渴目病 ………………… 78

　　六、糖尿病足病 ……………… 80

第二节　消渴病合并肺系病证………… 84

　　一、外感 ……………………… 85

　　二、咳嗽 ……………………… 88

　　三、喉痹 ……………………… 92

第三节　消渴病合并心系病证………… 93

　　一、心悸 ……………………… 94

　　二、胸痹 ……………………… 97

　　三、心衰病 …………………… 100

第四节　消渴病合并脑系病证………… 103

　　一、头痛 ……………………… 104

　　二、眩晕 ……………………… 106

第五节　消渴病合并脾胃系病证……… 109

　　一、胃痛 ……………………… 110

　　二、胃痞 ……………………… 116

　　三、呕吐 ……………………… 122

　　四、腹痛 ……………………… 124

　　五、泄泻 ……………………… 125

六、便秘 …………………………………… 128

七、胁痛 …………………………………… 133

第六节　消渴病合并不寐………………… 134

第七节　消渴病合并淋证………………… 140

第八节　消渴病合并汗证　……………… 143

第九节　消渴病合并口疮………………… 146

第十节　消渴病合并阴痒…………………… 149

第十一节　消渴病合并皮肤病………………… 150

第十二节　瘿病……………………………… 156

一、气瘿 …………………………………… 156

二、瘿病眼病 ……………………………… 160

三、瘿痛 …………………………………… 163

四、肉瘿 …………………………………… 165

第十三节　虚劳（甲状腺功能减退症）……… 166

第十四节　妇科病证………………………… 169

一、痛经 …………………………………… 169

二、闭经 …………………………………… 172

三、绝经前后诸证 ………………………… 174

第十五节　痹证…………………………… 183

第四章

临证经验　　　　　　　　　　　　**189**

第一节　糖耐量减低的中医辨治经验……… 189

一、阴虚热盛证 …………………………………… 190

二、气阴两虚证 …………………………………… 190

三、脾虚痰湿证 …………………………………… 190

四、湿热内蕴证 …………………………………… 191

第二节 糖尿病周围神经病变的中医辨治

经验 ……………………………………… 192

一、气阴两虚、脉络瘀阻证 ………………………… 192

二、气虚血瘀证 …………………………………… 193

三、阴虚火旺、瘀血内阻证 ………………………… 193

四、肝肾亏虚、气血不足证 ………………………… 194

五、湿热痹阻证 …………………………………… 194

六、气滞痰瘀痹阻证 ……………………………… 194

第三节 糖尿病肾病的中医辨治经验 ……… 196

一、早期糖尿病肾病 ……………………………… 197

二、中期糖尿病肾病 ……………………………… 198

三、糖尿病肾病晚期 ……………………………… 199

四、蛋白尿的治疗 ………………………………… 200

五、血肌酐、尿素氮升高的治疗 ………………… 200

六、利水消肿治疗 ………………………………… 201

第四节 亚急性甲状腺炎的中医辨治经验… 201

一、外感风热证 …………………………………… 202

二、肝郁痰热证 …………………………………… 203

第五节 甲状腺功能亢进症的中医辨治经验…204

一、病情控制阶段中医辨治 ……………………… 204

二、减量及维持阶段的中医辨治 ………………… 206

第六节　甲状腺功能减退症的中医辨治经验…207

一、脾阳虚证 …………………………… 208

二、脾肾阳虚证 ………………………… 208

第七节　女性更年期综合征的中医辨治经验…209

一、肝郁气滞证 ………………………… 210

二、痰热扰心证 ………………………… 210

三、心脾两虚证 ………………………… 211

四、阴虚火旺证 ………………………… 211

五、心胆气虚证 ………………………… 212

六、痰瘀互结证 ………………………… 212

七、肾阴阳两虚证 ……………………… 213

第八节　痛风的中医辨治经验………… 213

一、痛风急性发作期 …………………… 214

二、痛风缓解期（高尿酸血症）…………… 215

第九节　急性胰腺炎（水肿型）的中医辨治

　　　　经验………………………… 216

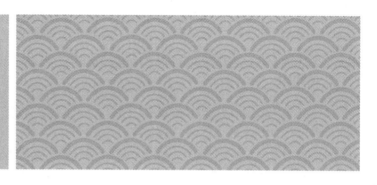

第一章
医家传略

　　周国英，女，主任医师、硕士研究生导师、第四批全国老中医药专家学术经验继承工作指导老师、福建省名中医。1944年11月生于福建建阳水吉，年少时随当中学教师旳父亲移居崇安县（现为武夷山市）。

　　周老初中时罹患重病，高热、腹痛、身体消瘦，但受制于当地落后的医疗条件甚至无法得出明确的诊断。周父遂带着干粮陪其远赴上饶市地区医院就诊，正好偶遇福建同乡，为其拍胸片检查，结果提示肺部结核灶，确诊为肺结核、结核性腹膜炎，历经数月的抗结核治疗方才痊愈。但这场重病花光了家中积蓄，于中学任教的周父甚至无力购买一块上课用的手表，家中还因此负债。在当时，周父尚且有工资收入，家庭经济条件尚好，都因病而致贫，可想而知山区人民患病日子有多窘迫。

　　周父希望培养周老成为一名治病救人的医生，可以给邻里乡亲治病。对此周老深有体会，深感父亲的养育与栽培之恩，高考时毫不犹豫报考福建中医学院（现为福建中医药大学）六年制医疗本科，并顺利于1969年7月毕业。大学毕业后被分配到崇安县（现武夷山市），当时正是乡镇疟疾大流行时期，周老参加当时由县卫生局安排的抗疟疾病防治工作，下至大队搞合作医疗。1971年调入福建省卫生防疫站（现省疾控中心）工作，因专业不对口于1974年调至福建省人民医院内科工作。当时正值"文革"中后期，福建省人民医院搬迁至协和医院院址，原协和医院下放大批的老教授、中青年骨干医生陆续调回省人民医院，中西医人才汇聚，老一辈中西医互教互尊、和睦相处，中西医互学，福建省人民医院由中医院逐渐变为综合性医院。在临床一线工作10年，是周老从医生涯的黄金10年，当时医院学术氛围浓厚，不论工作多忙碌，周老都积极参加专题讲座及各专业的疑难病例讨论，从不缺席。在老一辈中西医主任精湛医术和敬业精神影响下，周老虚心向前辈学习和请教，业务水平迅速提高，扎实掌握内科常见病、多发病、疑难病及急诊中西医诊疗工作，尤其对如何开展中西医结合有了新的认识，学习现代医学是为了更好发扬中医优势。直到1985年分院，协和医院恢复原址，福建省人民医院迁至现址吉祥山，为福建中医学院附属医院，周老真正回归中医队伍。工作期间曾担任急诊科主任、大内科副主任、内分泌科主任、中内教研室主任，并兼任福建省中医药学会理事、福建省中医药学会内科学分会委员、中华中医药学会急诊医学分会委员、福建省中医药学会糖尿病分会副主任委员、福州市医学会医疗事故鉴定专家库成员。工作期间还承担本科生、硕士研究生教学及临床带教工作。

周老从医期间积极学习老一辈名老中医的经验，在福建省老中医周绍奇、严守正指导下，亦擅用绵茵陈清利湿热，黄芪补脾益气。后跟随当代名医施今墨的弟子福建省名老中医甘美芳学习，继承其调理脾胃及使用中药药对降糖等经验。这些学习经历对周老临床用药有深远的影响。20世纪70年代，周老参与医院中西医结合治疗急腹症科研团队工作，在老一辈主任如甘美芳、侯虎生、赵竟成、王文赛等的指导下进行临床一线工作。1978年福建省人民医院"中西医结合治疗溃疡病出血"获全国医学卫生科学大会奖，"中西医结合治疗急性胰腺炎"获福建省科学大会成果奖，周老也是课题组主要成员之一。周老期间曾主持省高等学校科技项目一项，省卫生厅中医药科研课题一项，以专业学术论文形式发表论文6篇，发表专业学术论文20余篇。2008年被评为全国卫生系统先进工作者，共培养10多名硕士研究生、2名博士生。多次外出参加海外交流协会，2003年组团赴马来西亚义诊及专题讲座，受到海外华人好评，2004年赴台湾讲学交流获同行好评。

周老从医50余年，主要从事内科常见病、多发病、内科急症以及疑难杂证的中医及中西医结合门诊及病房诊疗工作，疗效显著，积累了丰富的大内科疾病诊疗经验。近20多年来因发展需要，医院成立内分泌专科，由周老担任内分泌科科主任，主要从事内分泌代谢性疾病门诊和病房诊疗工作。周老擅长中西结合诊治内分泌代谢性疾病，如糖尿病及并发症、甲状腺疾病、肾上腺疾病、垂体疾病、更年期综合征、痛风（高尿酸血症）等疾患，并形成了自己的学术特色，尤其对糖尿病肾病、胰岛素抵抗等的研究比较独到。周老长于中医辨证，坚持中医辨证与辨病相结合，中西医相结合方法的双重诊治，尤其对内科一些疑难杂证的治疗，能够发挥中医优势，如通里攻下法在急腹症的应用，活血化瘀法在糖尿病各种慢性并发症的应用，补益法在甲状腺功能减退症、垂体功能减退症的应用，中西医结合治疗亚临床甲状腺炎等内分泌代谢性疾病。在处方用药上，以整体辨治为原则，强调个体化治疗，根据体质因素、四时气候变化、地域生活习惯和气候特点，因人、因时、因地进行用药。

周老对待患者亲切和蔼，时时刻刻替患者着想，责任心强，同情、关心患者，重视与患者的沟通，从不过度检查与用药。工作上兢兢业业，始终坚持在平凡的岗位上做好一名医生的本职工作，并竭尽所能传承中医文化，贡献自己的一份力量，是深受患者及同行认可和尊敬的一位医者。

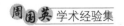

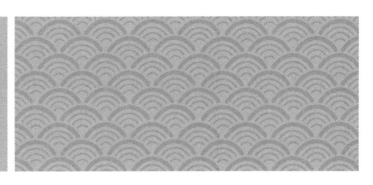

第二章
学术思想

第一节　中医临证辨证思想

一、善抓主证，精于辨证

　　辨证论治是中医的精髓，是中医学理论体系的核心内容。辨证准确、立法方药中肯，才有好的疗效。辨证就是通过望、闻、问、切等诊察方法，广泛收集资料，深入了解病情，在此基础上以中医基础理论为指导思想，利用八纲辨证、脏腑经络辨证、卫气营血辨证、气血津液辨证、三焦辨证、六经辨证等，进行分析归纳、综合概括，从而辨清疾病的病因、性质、部位以及邪正之间的关系，概括、判断属于何种证候，从而做出正确分析和判断。但在临床中，尤其是老年久病患者，常合并多种疾病且主诉繁多者，该如何辨证？辨证就是通过外部现象而寻求其内在本质，其实质就是识别主证，只有准确地识别主证，才能了解和掌握疾病的发生、发展和变化规律，制订契合病情的治疗方案。针对主证的恰当治疗，是能否取得疗效的关键。解决了主证，那次证、兼证就可以迎刃而解。但任何证候都不是一成不变的，主证也可能随疾病的发展变化而改变。因此，临证应紧随证候的变化的，及时抓住主证，确定治则治法，方能虽变不乱。

周老亦强调，要将中医的整体观运用到内科的临床病证。也就是说，在辨证时不仅要看到病症，还必须重视患者的整体，区别不同患者的特点，兼顾自然环境对人体的影响。只有从整体观念出发，全面考虑问题、分析问题，才能取得比较符合实际的辨证论治。

二、辨证论治，首重阴阳

《黄帝内经》是中医理论体系的经典著作，阴阳对立统一是天地万物运动变化的总规律，阴阳学说作为中医学的纲领，其内容贯穿临床诊疗全过程。阴阳学说是中医理论的核心，而仲景的六经辨证、景岳的八纲辨证，均以阴阳学说为总纲。此外，内科理论也离不开阴阳学说的范畴，研究内科者不可不深究阴阳学说的原理，否则便成为无源之水，无本之木。周老把阴阳学说作为诊病思维的总纲，首论脏腑阴阳，应用中以阴阳为本，阴平阳秘为治法之要，同时药物配伍也兼顾阴阳，这充分体现了辨证论治，首重阴阳的学术思想。

医学一途，不难于用药，而难于识证；亦不难于识证，而难于识阴阳。传统中医治病必求于本，疾病的发生发展与变化，与阴阳密切相关。周老在临床诊治中首重审查患者的阴阳虚实，对消渴病的辨证论治有独到见解。周老认为消渴是气血津液代谢疾病，辨治消渴总以阴阳虚实为纲，如《素问·阴阳应象大论》中提到的精气味形是在阴阳气化规律下进行，也就是"阳化气，阴成形"，但消渴常见的病机乃是"阴成形"不足而"阳化气"有余，因此临床中常表现为阴虚阳亢、燥火炽盛的病机。而阴虚和阳亢的虚实程度、脏腑病位以及并存的病理因素不同，又产生了临床复杂多变的症状和病情。因而，周老辨治消渴首先明确其阴阳虚实盛衰，并掌握阴阳失调的具体病机主次和并存的病理因素，治疗上以协调阴阳为主，调整脏腑阴阳虚实，标本兼治，同时注重随着阴阳虚实病机的变化而灵活治疗，最终达到阴平阳秘的目标。

三、辨病辨证，有机结合

临床中重视辨病与辨证相结合，这里所指的病证结合的"病"，包涵了中医的病和西医的病。中医的病和证的关系，表现在同一疾病可以有不同证，例如中医消渴病有不同证型，包括阴虚火旺型、气阴两虚型、阴阳两虚型等；不同疾病又可以有相同的证，如中风、眩晕、头痛等不同病名，均可表现为肝阳上亢的证候。前者称同病异证，后者称异病同证。因此在临床中对应有同病异治，异病同治，这是中医辨证思想的具体应用。中医临证时既要辨证、亦要辨病，其中辨病论治是认识和解决某一疾病过程中基本矛盾的手段；而辨证论治则是认识和解决某一疾病过程中主要矛盾的手段。辨病与辨证相辅相成，在辨证基础上辨病，在辨病的同时辨证，辨证与辨病相结合，有利于对疾病性质全面准确地认识。强调中医辨证与辨病相结合的同时，也要与现代医学辨病相结合。

辨病是对中医辨证必要和有益的补充，有利于进一步对疾病性质的认识，有利于掌握不同疾病的特点及其发展、转归的规律。病证结合不是西化，而是将现代医学仪器检查和实验结果纳入到中医辨证之中，既有利于疾病的早期发现和早期诊断，也有利于开拓临床思路，甚至在一些疾病无"证"可辨的情况下，通过西医的检查手段发现阳性结果而为中医辨证提供依据，弥补中医辨证的不足。如某些糖尿病患者，并无"三多一少"症状，体检发现血糖高，确诊糖尿病，这样就能发挥两者之长，大大提高中医药诊疗水平。这种结合不是简单西医辨病加中医辨证，即不是完全把中医病名抛弃改用现代医学的病名来取代中医病名，而是应当先辨别中医学的病名，在中医理论指导下辨证论治。同时利用现代科技成果，结合现代医学手段，诊断现代医学病名，以明确疾病微观上的病因和（或）病理，可以有效提高疾病诊断和鉴别诊断水平，如患者出现头痛就诊，头痛可见西医学内、外、神经、精神、五官等各种疾病中。就内科常见病头痛来说，就有血管性头痛、紧张性头痛、外伤后头痛、颅内疾病（如高血压脑出血、脑梗死）、神经官能症及某些感染性疾病等，用西医病名就一目了然，对指导治疗很有帮助。中医学、西医学的有机结合不是混合，是取长补短、相得益彰。两者有机结合，发挥两者之长，将会大大提高中医辨证水平，例如糖尿病患者经治后三消症状消失，但血糖仍未达标，那就按病针对血糖施治。现代医学研究表明，血管损伤是糖尿病多种并发症的病理基础，往往在糖尿病前期就已出现。因此，即使糖尿病患者无明显血瘀证的表现，亦可适当加入活血药预防和延缓糖尿病并发症的发生和发展，活血化瘀法应贯穿糖尿病治疗始终。

周老强调，中医辨证与辨病相结合，不但不会丧失中医辨证论治的特色，反而能补充辨证论治的不足，提高临床疗效，促进辨证论治的发展。正如我们临床实践中有许多西医无法解决的疾病，经过中医辨证论治而得到改善或痊愈。因而，实事求是地认识辨证论治的特点及不足之处，才能做出客观正确的评价，使中医学有所创新和发展。

四、重视气血，补益脾肾

重视气血理论，推崇人以气血为本，人之有形不外血，人之有用（功能）不外气，气血平和，阴平阳秘，则身安无病；气血不和，阴阳失调，则疾病由生。由此而言，气血为患是疾病产生的重要致病因素。因此，周老在诊治过程中十分强调气血辨证，推崇古人所云："人之一身不离阴阳，所谓阴阳，如果以气血二字予以概括，亦或不为过"，认为气血辨证不仅可反映阴阳辨证的主要内容，而且可弥补八纲辨证之不足。气血辨证既是辨病过程中的必要环节，又是施治中的主要依据，故在临床上善用气血辨证结合八纲和脏腑辨证的方法诊治内伤杂病，可统病因、病机、病性、病位于一体，熔理法方药于一炉，对临床实践有较大的指导意义。

气与血是人体的两大基本物质，在人体生命活动中占有很重要的地位，气对人体有推动调控、温煦、防御、固摄及中介作用；血对人体有濡养及化神作用。气血的产生，均依赖于脾胃功能，脾胃运化产生的水谷精微为气血运行提供物质保障，再通过肺气的宣发肃降功能，将其运行全身。

基于气血理论，临床治疗多从脾胃入手，灵活应用补脾、运脾、醒脾、健脾之法，使气血生化有源，运行调畅。此外，亦十分重视人体气机的调理，如冠心病心绞痛、心律失常及妇科疾病等，临床上确有不少患者随情绪变化而症状加重，出现两胁不适、胸闷气憋、月经失调等症，脉象以弦脉居多。故在治疗中多重视舒肝解郁、调理气机，根据病情灵活应用四逆散、逍遥散或越鞠丸治疗，有一定佐助。例如其治疗一失眠患者，中医辨证属痰热内扰，取唐代孙思邈《千金要方》之温胆汤治疗，当属常法，方中配入行气开郁的枳壳、陈皮，则采用了朱丹溪之说"善治痰者，不治痰而治气，气顺则一身之津液亦随气而顺矣"，收开郁化痰功效。

在临床诊病时周老喜用、善用气药，认为人体元气作为生化动力的泉源，虽禀受于先天，但尤赖后天脾胃之气的荣养才能滋生、充足，因而重视调补脾胃气机，如李东垣的"补中益气汤"是其常用方剂，根据临床辨证喜用生黄芪，取其甘温之性，升脾胃阳气以行春生之令，对劳倦内伤、气血虚弱而发热的患者尤当用之。另外，"凡脾胃一虚，肺气先绝，故用黄芪护皮毛而开腠理，不令自汗"（《名医方论》柯琴），如玉屏风散等方剂也是其常用方，认为可提高机体免疫功能，增加抗病能力，其他补气药如党参、太子参和西洋参等，则应临证根据病情酌情选用。

中医认为，肾为先天之本，肾之真阴真阳对机体脏腑阴阳起着滋养、濡润和温煦、推动的作用；脾胃为后天之本，气血生化之源。人体生长发育，维持生命的一切精微物质都有赖脾胃的供给。气血来源于脏腑，内科疾病日久必累及脾肾。因此，在诊病过程中重视补脾肾，使先、后天之本旺盛，则有助于疾病的恢复。临证用四君、六君、平胃、左归、右归方居多。春夏养阳，常用香砂六君、八珍以养脾胃之阳，用右归丸等方以温肾阳；秋冬养阴，常用益胃汤、麦门冬汤等方以养脾胃之阴，用六味地黄汤、左归丸以养肝肾之阴。

五、善用药对，灵活机变

药对源于中医临床实践，系指两味中药通过相对固定的组合形式形成配伍单位而发挥综合效应。药对一般为单味中药到方剂应用的过渡环节，是方剂的最小特色单位，体现了中医遣方用药所蕴含的规律和经验。周老继承前人的经验，并加以发挥运用，尤其是施今墨药对，针对主证遣方用药基础上灵活机变，从而提高疗效。现将其临床常用治疗内科疾病常用药对加以整理，总结略述如下。

（1）苍术与玄参：苍术，味辛、苦，性温，入脾、胃经。该药辛温升散，苦温燥湿，能发汗以解风寒之邪，临床可用于治疗外感风寒湿邪所引起的头痛、身痛、无汗等症；因其又能芳香化浊、燥湿健脾，亦可用于治疗脾为湿困、运化失司等症；还能祛风湿、止痹痛，用于治疗湿邪偏重的痹症等。临床用于治疗消渴湿邪偏盛患者，屡获显效，常用剂量6~10g，但需注意剂量不宜太大，以免燥热伤阴。玄参，味苦、咸、性寒，入肺、胃、肾经，具有清热滋阴，泻火解毒功效。常用于治疗热病伤津、烦渴、发斑、肠燥便闭、阴虚骨蒸劳热、吐血衄血、咽喉肿痛、目赤等，常用剂量15~30g。配伍作用：苍术苦温燥湿，辛香发散，功专健脾燥湿，升阳散郁；玄参咸寒，质润多液，功擅滋阴降火，泻火解毒，软坚散结，清利咽喉。苍术突出一个"燥"字，玄参侧重一个"润"字。二药伍用，以玄参之润制苍术之燥，又以苍术之温燥制玄参之滞腻。二药相合，一润一燥，相互制约，相互促进，得以建中、降糖。

（2）葛根与丹参：葛根，别名甘葛、粉葛，其味甘、辛，性平，入脾、胃经，有解肌退热、生津止渴、透发斑疹、止泻之效。丹参，味苦色赤，性微寒，入心、心包、肝经，入走血分，能活血化瘀、行血止痛，用于心脉瘀阻所引起的胸痹心痛，或气滞血瘀所致的胃脘痛；又能祛瘀生新；还能凉血清心、除烦安神，亦可用于心血不足所致的心悸、失眠、烦躁不安等症。周老认为在消渴的早、中、晚期均有血瘀存在，在临床中尤喜用丹参，而丹参一药活血却不耗气伤正，可久用，有"功同四物"之称。配伍作用：葛根轻扬升散，能解肌退热，生津止渴，药理学研究提示可扩张心、脑血管，改善血液循环，降低血糖；丹参活血化瘀，祛瘀生新，凉血消痈，镇静安神，降低血糖。二药参用，相互促进，降低血糖之效更佳，又可侧重于化瘀，主治消渴病兼有血瘀者或合并临床大血管病变，如合并冠心病、脑血栓形成、下肢动脉硬化闭塞症等。常用量：葛根15~30g，丹参15~30g。

（3）黄芪与山药：黄芪，味甘，性微温，入脾、肺经，有补中益气、固表、利水、托疮、生肌之功。山药，味甘，性平，入脾、肾经，有健脾止泻、补肺益肾之效。黄芪甘温，补气升阳，利水消肿，而偏于补脾阳；

山药甘平，补脾养肺，养阴生津，益肾固精，而侧重于补脾阴。二药伍用，一阴一阳，阴阳相合，互相促进，相互转化。共收健脾胃、促运化，敛脾精、止漏浊之功，用于消渴病表现为尿糖严重、尿蛋白漏出，脾肾亏虚者效佳。两者相合取黄芪的补中益气、升阳、紧腠理之功；山药的益气阴、固肾精之效。常用量：黄芪15~30g，山药15~30g。

（4）知母与石膏：知母，味苦、甘，性寒，入肺、胃、肾经。本品质润，苦寒不燥，沉中有浮，降中有升，其攻于上，能清肃肺气，以泻肺火、润肺燥，除烦热、止咳嗽。其入于中，善清胃火、除消渴；其行于下，能泻相火、滋肾燥。石膏，多以生品入药，其味辛、甘，性大寒，入肺、胃经。本品质重气浮，入于肺经，既能清泻肺热而平喘；又能清热泻火，善于清泄气分实热。入于胃经，以清热泻火。知母甘、苦而寒，质润多液，即升又降，上能清肺热，中能清胃火，下能泻相火；生石膏甘、辛而淡，体重而降，气浮又升，其性大寒，善清肺胃之热，又偏走气分，以清气分实热。二药伍用，相互促进，清泄肺胃实热之力尤为显著。常用量：知母6~10g，石膏24~30g（打碎、先煎）。周老指出二药尤适合于胃火炽盛而口干、多食易饥者。

（5）黄柏与知母：黄柏，味苦、性寒，入肾、膀胱经，有清热解毒、泻火燥湿、疗疮之效。知母，味苦、甘，性寒，入肺、胃、肾经，可清热除烦、泻火滋阴。知母质润，苦寒不燥，沉中有浮，降中有升，可清热泻火，滋阴润燥；黄柏苦寒，又可清热燥湿，泻火解毒。知母润肺滋阴而降火；黄柏泻虚火而坚肾阴。二味相须为用，可清利膀胱之湿热，为滋阴泻火之良剂，用于肝肾阴虚、阴虚火旺者，多用知柏地黄丸。常用量：黄柏6~10g，知母10~15g。

（6）玄参与麦冬：玄参，味苦、咸，性微寒。归肺、胃、肾经，有滋阴、降火、生津、解毒之效。麦冬，味甘、微苦，性微寒，归心、肺、胃经。玄参咸寒，滋阴降火，软坚散结，清热解毒，清利咽喉，偏入于肾；麦冬甘寒，清心润肺，养胃生津，解烦止渴，偏入于肺。二药伍用，金水相生，上下既济，养阴生津、润燥止渴之效甚妙。临床上主治消渴病表现为津少口干、口渴多饮、舌红少苔等症者。常用量：玄参15~30g，麦冬10~15g。

（7）首乌藤与合欢皮：首乌藤，味甘、微苦，性平，归心、肝经；因其夜晚时会缠绕相交，又名夜交藤，具有养心安神、祛风通络的功效。《饮片新参》谓其"养肝肾、止虚汗、安神催眠"。合欢皮，味甘气平，《神农本草经》曰："主安五脏，和心志，令人欢乐无忧"，具有朝开暮合的特点。这组药对常用于治疗失眠，其药效互补，二者合用，具有益肾养血、解郁安神的功效，且临床剂量宜大，一般用量为各24~30g。

（8）煅牡蛎与浮小麦：煅牡蛎，味微咸，性微寒，具有收敛固涩、制酸止痛、镇静安神、软坚散结的功效。因其主要成分碳酸钙有弱碱性而能收敛，故在临床上煅牡蛎常用来治疗诸虚不足、盗汗、自汗、心悸、遗精等。浮小麦，甘凉平和，具有补虚、止汗、退热除烦的功效，适用于各类虚证引起的自汗。周老认为"汗为心液"，浮小麦善于养心，故擅长敛虚汗、治烦热。二者配伍用于卫外不固、阴液外泄等汗证均有疗效。临床剂量一般较大，浮小麦常用30g，煅牡蛎常用24g。

（9）茵陈与佩兰：茵陈，味苦、辛，性微寒，具有清利湿热、利胆退黄的功效，《本草经疏》言："茵陈……苦寒能燥湿除热，湿热去，则诸症自退矣，除湿散热结之要药也。"佩兰，性平，芳香化湿浊，醒脾开胃，去陈腐，用治脾经湿热，见口中黏腻、口臭、脘痞呕恶等。二者合用可以清利湿热、醒脾开胃。周老治病强调因地制宜，认为福州当地气候湿热，百姓患病多夹湿热，故临床多用茵陈、佩兰配伍，用于中焦湿热。临床各类病症，但凡见舌红苔黄腻之湿邪化热之象者均可加用此药对。常用量：茵陈、佩兰为10~15g。

（10）**藿香与佩兰**：藿香，味辛，性微温，归肺脾胃经，具有祛暑解表、化湿和胃之功，常用于夏令感冒、寒热头痛、胸脘痞闷、呕吐泄泻等。佩兰，味辛，性平，可解暑化湿，辟秽和中，可以治疗暑湿、寒热头痛、湿浊内蕴、脘痞不饥、恶心呕吐、口中甜腻、消渴等。临证常将二者配伍使用，与茵陈、佩兰功效类似，临床应用主要根据患者舌象区分，见舌淡红或红，苔白腻者，即以湿浊为主而尚未化热或兼有表湿者多选用藿香、佩兰。藿香强于解表，佩兰偏于行气，两者合用，去除中焦湿气、振奋脾胃功效尤佳。常用量为藿香、佩兰各10~15g。

（11）**柴胡与郁金**：柴胡，辛散、入肝经，其透泄之功可解表退热、去半表半里之邪；疏泄之功可条达肝气。郁金为血中气药，可行气解郁、活血凉血。两者伍用具有疏肝解郁、行气活血、凉血止痛、清利肝胆的作用。随着现代人的工作、生活压力越来越大，出现抑郁、焦虑者众多。此外，消渴病等慢性病者病久也多合并情志不舒，肝气郁结的情况。周老常以柴胡、郁金配伍，用于临床各类病症见肝郁气滞或肝郁化火者，常用量：柴胡6~10g，郁金10~15g。

（12）**陈皮与半夏**：半夏，味辛，性温而沉降，入脾胃经兼入肺经。入脾则使湿去脾健痰无生源，入肺则肺得宣化而痰无留所，入胃则使气降而呕逆自止，故有燥湿化痰、降逆止呕、散结消痞之功，为治湿痰寒痰要药。陈皮，味辛、苦，性温，气芳香，入脾、肺。辛以行气，苦以降气；又苦以燥湿，芳香以化湿，温化寒湿，故为行气健脾、燥湿化痰、降逆止呕要药。两药合用，半夏得陈皮之助，则气顺而痰自消，化痰湿之力尤甚；陈皮得半夏之辅，则痰除而气自下，理气和胃之功更著。共奏燥湿化痰、健脾和胃、理气止呕之功。临床多用于痰湿内盛所致咳嗽、痰多、脘腹胀满、恶心呕吐、头晕、痰饮、食积等。半夏、陈皮常用剂量为各9~12g。

（13）萹蓄与瞿麦：萹蓄、瞿麦伍用，出自《和剂局方》八正散。萹蓄，味苦、性寒，苦降下行，既能清利膀胱湿热而利水通淋，又能杀虫止痒。瞿麦，苦寒沉降，既能清心、小肠之火，利小便而导热下行，又能破血通经，用于治疗热淋、尿血、尿少、尿闭、水肿、经闭等。二者相伍，具有清热通淋止痛之功，临床多用于尿路感染见小便不利、热淋涩痛等症；尤其是老年糖尿病女性患者，合并小便急、小便痛者，多以萹蓄、瞿麦配伍使用，常获良效。萹蓄、瞿麦的常用量为各10~15g。

（14）金银花与连翘：金银花，气芳香，质轻扬，性宣散，具有清解表热和清上焦诸热之功，凡外感风热或温病初起都可用；且其寒凉清热而解毒，为治一切热毒所致内痈、外痈要药。连翘，气芬芳，质轻扬，能散上焦风热，透达表邪，又有透热转气之功，且能解疮毒、消痈散结，被称为"疮家之圣药"。二药配伍，轻清升浮宣散，清热解毒之力倍增，凡温热病卫、气、营、血4个阶段及热毒疮疡均可配伍应用，临床多用于外感风热咽痛者。福州属南方湿热之地，当地人外感多以咽痛起病者居多，因其体内多有湿邪，易于化热，故对风热外感、咽痛或慢性咽炎患者均多以二者配伍使用。金银花、连翘临床常用量为各10~15g，但需注意脾胃虚弱、便溏者慎用，使用过程中需斟酌药量。

（15）火麻仁与瓜蒌：火麻仁，性味甘平，归脾、胃、大肠经，具有润肠通便、滋养补虚的功效。瓜蒌，性味甘苦寒，归肺胃、大肠经，具有清热化痰、开胸散结、润肠通便的功效。火麻仁兼入脾，脾虚不能为胃行其津液者用之尤宜。瓜蒌质润多油，善于涤痰散结而导积滞，有滑肠通便的功效。两药配伍，脾、肺、大肠同治，脾气升则津液行，肺与大肠既得脾津之润，又得油脂之润，故润肠通便之力增强。临床根据便秘气血阴阳虚损情况的不同加减使用。气虚便秘者，配伍黄芪、党参等益气健脾之品；血虚者配伍当归、地黄等；阴虚者配伍沙参、麦冬、玄参等；偏于阳虚者，配伍肉苁蓉等。临床用量：火麻仁24g，瓜蒌30g。注意脾虚便溏者忌用。

六、重视调护，未病先防

张仲景在《金匮要略方论》指出："上工不治已病，治未病"。周老在消渴治疗中，亦尤其注重预防调护，不顾工作忙碌，坚持对患者进行健康宣教，嘱咐患者改变不良的生活方式，针对体质进行调养。注重补益脾肾，尤重调治脾胃，同时辨治消渴不忘血瘀，防止消渴并发症的出现或加重。

1. 未病先防

未病先防是指在疾病发生之前，采取各种预防措施，以防止疾病的发生。要防病必先强身，欲强身必重养生。消渴的发病与先天禀赋、后天饮食失调及情志失常有关，病机以阴虚为本，燥热为标，在预防消渴的发生必须针对消渴的病因病机进行。因此，对以下人群应进行定期检查，早期干预，以预防消渴的发生。

（1）阴虚体质者：肾为先天之本，主藏精而寓元阴元阳。肾阴为一身阴液的根本，肾阴亏虚则虚火内生，上燔心肺则烦渴多饮，中灼脾胃则胃热消谷，肾失濡养，开阖固摄失权，则水谷精微直趋下泄，故尿多味甜。阴虚燥热，胃火炽盛，腐熟水谷之力强，故多食易饥；肾阴不足，固摄失权，故多尿，导致消渴发生。对于阴虚患者应注意滋补肾阴，可选用六味地黄丸加减服用。

（2）年老虚弱者：因年老各脏腑功能减退，易致肝肾阴虚，阴虚火旺，上蒸肺胃，肺火炽盛，耗液伤津导致消渴发生。脾肾气虚，运化失职，水液代谢失常，易导致痰湿内阻，加上日久瘀血等病理产物堆积，郁而化热又易耗伤阴液亦可导致消渴发生。因此，老年人应重视补脾气、滋肾阴。

（3）肥胖少动者：多见于平素过食肥甘厚腻、缺乏运动及久坐耗气者，长期过食肥甘、醇酒厚味、辛辣香燥，致脾胃运化失职，积热内蕴，化燥伤津，消谷耗液，肺受燥热所伤，则津液不能敷布而直趋下行，随小便排出体外，故小便频数量多，肺不布津则口渴多饮；脾胃受燥热所伤，胃火盛，脾阴不足，则口渴多饮，多食善饥，水谷精微不能濡养肌肉，故形体日渐消瘦。因此，肥胖少动者平素需注意控制饮食，合理搭配，适当运动，持之以恒。

2. 既病防变

《医学源流论》曰："故善医者，知病势之盛而必传也。豫为之防，无使结聚，无使泛滥，无使并合，此上工治未病之说也。"指出一旦发病，应当注意早期诊断和早期治疗，以防止疾病由轻浅至危笃，早期治疗可截断病邪传变，先安未受邪之地，以防止疾病的传变。

消渴病日久，可致百病丛生，病变常及各个脏腑，病变影响广泛，未及医治以及病情严重患者，常可并发多种病证。如肺失滋养，日久可并发肺痨；肾阴亏损，肝失濡养，肝肾精血不能上承于耳目，则可并发白内障、雀目、耳聋；燥热内结，营阴被灼、脉络瘀阻，蕴毒成脓，则发为疮疖痈疽；阴虚燥热炼液成痰，以及血脉瘀滞，痰瘀阻络，脑脉闭阻或血溢脉外，发为中风偏瘫；阴损及阳，脾肾衰败，水湿潴留，泛滥肌肤，则发为水肿；痰阻血瘀，心脉被阻，发为胸痹；瘀阻脉络发为血痹。除采用西药控制血糖外，多选用活血祛瘀、化痰清热中药为主，配合滋补肝肾之药以防治并发症。

3. 糖尿病生活方式干预

（1）合理饮食：对每一个糖尿病患者，都应控制总热量摄入，并根据患者的体重及活动量确定每日总热量。同时建议患者少吃油腻、油炸食品、动物内脏、蛋黄等食品，多吃蔬菜、水果等碱性食品，以减轻动脉硬化，减少心脑血管并发症的发生。

（2）适当运动：告诉患者要进行适当的体育锻炼，通过运动可以疏通经络，调节气血，改善血液循环及高血糖引起的脂代谢紊乱。但应根据患者的基础活动量、喜好的活动方式来决定选用运动方式与运动量，并注意循序渐进。

（3）心理辅导：对糖尿病患者应做耐心细致的思想工作，告诉患者糖尿病是一种终生性疾病，但不是不治之证。通过合理饮食、适当运动、规范治疗照样可以长寿以消除患者的顾虑，使因情绪波动影响血糖忽高忽低的患者血糖得以平稳。

七、师古不泥，博采众长

从医50余载，周老在医、教、研方面硕果累累，是享誉福建省的名老中医，她的成就与其严谨的治学方法分不开。她学习中医，主张先理论、后方药，先内科，后外、妇、儿科。她研读中医四大经典，循序渐进，由博返约，是其学术思想之源，同时对历代有代表性的内科医著溯流探源，博采众家之长为己所用。此外，熟读《黄帝内经》重视气血理论；精研《金匮要略》认为张仲景是博学多才之士，且有创新精神，能独树一帜；

对清代中西汇通派亦善取其长，如王清任逐瘀法的独到用药经验等，能结合自己的临床经验加以继承并发扬创新。

提倡"博学笃行"，医学的笃行，就是加强临床实践，不脱离临床。特别是要在精专笃学中下大工夫，用大力气。内科理论是相对的博，但不可能都很精专，周老从医生涯中对内分泌代谢性疾病、气血津液病证及妇科疾病有所侧重。

中医的发展，受多学科的影响，故业医者应有广博的知识，才能在学术上有所发展。特别指出的是，周老作为中医前辈，对西医不仅无门户之见，而且认真学习西医知识，做到"洋为中用"，如采用现代的诊断技术，以补四诊之不足。而中医在医疗上以整体观念、辨证论治为特色，注意患者证候的变化，从整体加以调理，方法灵活，顾及全面，是中医之所长。近几年来，工作室成员将其经验总结形成科室协定方、膏方、院内制剂，广泛运用于临床，取得了良好的疗效。此外，积极指导学生开展科学研究，既有传统的中医特色，又具现代科学的实验数据，获得了同行的认可。坚持发扬中医特色，中西汇通，法古创新是她的治学方法。

在现代科学发展的时代，中医传统"宏观辨证"的方法，应与现代科学基础上的"微观辨证"的方法有机结合，互相补充，这对发展中医很有必要。但必须明确，中医运用现代"微观辨证"，同中医运用传统"宏观辨证"一样，都必须突出中医特色，以中医整体系统的方法为指导，运用中医理、法、方、药来辨证施治，不能走西医诊断、中医治疗的道路。在临证中多采用辨证与辨病相结合，运用双重诊断以确诊病情，使传统方法与现代科学方法有机结合，从而更有利于明确诊断，审因论治，处方遣药，不断提高疗效。

第二节　消渴病辨证论治经验

一、消渴病辨证论治，首重阴阳虚实

1. 明辨消渴阴阳虚实偏盛的病机

消渴是以多饮、多食、多尿、乏力、消瘦或尿中有甜味为主要临床表现的一种疾病。消渴之病名首见于《素问·奇病论》，《黄帝内经》还有消瘅、消中、肺消、膈消等名称的记载。历代认为消渴主要病机在于阴津亏损、燥热偏盛，是以阴虚为本、燥热为标，实际上是阴虚阳盛的一种体现，而燥热是阳盛的表现，临床上阳盛的表现可有胃火亢盛、肝火亢盛、心火上炎、相火上亢、阴火内生、痰火内盛、湿热内蕴等证。临证时要明辨阴阳虚实盛衰的情况。

导致消渴阴虚的病因有：①先天禀赋不足，素体阴虚血少体质患者，如《灵枢·五变》所说"五脏皆柔弱者，善病消瘅"。②劳欲过度或房室不节致肾精亏虚，甚则虚火内生，再耗伤阴液，致肾阴更亏。③饮食不节，积滞化热，灼伤脾胃阴津。④长期情志不调，如肝气郁结化火或劳心思虑郁而化火，消灼肺胃阴津或耗伤心阴导致阴亏。⑤年老肝肾渐亏或长期久病气血阴精耗损患者，在脏腑虚损的情况下，肾精亏虚、脾虚气血无生化之源，也是导致阴津虚损的原因之一。同为阴虚，但在临床辨治时应结合脏腑辨证，有针对性地选方用药。常见有如下证型。

（1）肺胃阴虚证：以烦渴多饮、多食、口干咽燥、尿频或数为主症，常见口唇较红赤、舌尖红、无苔或薄黄苔，脉数。治疗以滋阴润燥、生津止渴，方用白虎加人参汤为主，该方特点为寒凉不伤胃、清热又生津，方中生石膏清泄肺胃，生津止渴，虽性大寒但味辛甘而无苦燥伤阴之弊，知母虽苦寒，但质润，并能清热生津。滋养肺胃的常用药：玉竹、沙参、麦冬、天花粉、芦根、黄精。其中麦冬性寒味甘微苦，既可养阴润肺，又可泻肺中之伏火；沙参味甘淡而性寒、可养阴清肺；玉竹、黄精质润，补肺脾之阴，补而不腻，对消渴阴伤兼脾虚者尤佳。

（2）肝胃阴虚证：以消谷善饥、口干喜冷饮为主症，或伴有心烦易怒、胸胁不畅、善太息、失眠多梦、大便秘结、舌深红少津、脉洪大有力等肝火内盛之象，治以养阴平肝、益胃生津；方用增液汤合一贯煎为代表方。常用药：生地黄、沙参、麦冬、五味子、知母、天花粉、甘草、牡蛎、茯苓。

（3）肝肾阴虚证：以烦渴引饮、尿频量多、浊而不清为主症，可兼有烦躁、多梦遗精、腰膝酸软、神痿形枯等症，舌红赤或红绛，脉沉涩或虚数。治以滋肾养肝、生津润燥。以六味地黄丸为代表方，常用药：生地黄、龟甲、鳖甲、山茱萸、玄参、枸杞子、天冬、女贞子、茯苓、山药、南沙参、泽泻、车前子等。其中生地黄性味甘寒，滋阴增液；山茱萸、何首乌补肝肾而涩精气，对下消小便频数而混浊者尤佳；玄参苦咸而凉，清金补水，适于肾虚兼肺燥甚者；枸杞子滋肾润肺而明目，对消渴并发视物模糊者佳。

辨治上述消渴阴虚证者常以滋养肺肾为主，尤其是病变初期以口渴引饮为主者。因肺主宣发而布散津液，司肃降而通调水道，若肺阴不足，燥热在肺，肺不能布散津液，则口渴欲饮；肺不布津，水液直驱膀胱，则尿频、多尿。肺燥津伤、津失输布，则胃失濡养，肾失滋源，致阴虚津伤更甚。正如《医学入门·消渴》所云"三消……总皆肺被火刑所致。"肾在下焦，内藏真阴，为脏腑阴液的根本，肾阴不足，封藏失司，则尿多而浊；肾虚精亏，津不上承，则口干舌燥；肾阴不足，水亏火旺则可上炎肺胃，致肺燥、胃热更甚。反之，肺燥、胃热、津液亏耗，久必及肾，所以肾阴亏虚为根本。周老在临床运用中养阴增液之品用量较大，一般用量在30g左右，尤其针对舌质深红患者，用药同时配合使用健脾之品如茯苓、山药，或小剂量的苍术、木香，既可防养阴之品寒凉伤胃，又可防其过于滋腻。

2. 消渴阴盛标实病机辨治

消渴病机不纯为阴虚，阴盛标实之证也不乏多见。常见有以下证型。

（1）痰湿内阻证：常可见肥胖体型，伴痰湿体质或脾虚体质者。除消渴症状外，患者可表现胸闷脘痞、头昏头重、身重、纳呆，甚至便溏，舌红，伴脾虚者可见舌淡嫩或淡胖，苔腻，脉滑或弦。治疗主要以健脾化湿为主，方以二陈汤、温胆汤、平胃散为代表。

（2）水饮内停证：常见消渴合并水肿情况，临床上可伴见少尿、腰酸、尿浊、喘促、心悸、舌淡、脉滑或沉细。水肿往往严重，以眼睑、颜面、下肢、足背甚至全身水肿为表现，严重者水饮凌心而见喘证。治疗以温阳化气利水为主，方以苓桂术甘汤、真武汤为代表。临床辨治尤重阳气，尤其是肾阳的温煦，且水肿阶段往往与瘀血互结，同时伴随多脏腑尤其是脾肾的虚衰，治疗仍以调整阴阳协调为要，阳气振奋，则水饮阴邪自消。

（3）瘀血内阻证：往往与其他证型兼见，可贯穿于糖尿病的各个病程，多于中后期临床表现明显，在消渴并发症如胸痹、中风、痹证、雀目、疮疡、眩晕等病症中都可以出现，共性为血瘀证的几大表现，如病程久远，伴随痛症，痛有定处，或夜间加剧，可伴见面色黧黑，口唇爪甲紫暗，肌肤甲错，或皮下紫斑，舌质多紫暗或暗红，可见瘀斑瘀点，脉象细涩。治疗除活血化瘀以外，需根据血瘀的具体病因病机给予相应的治疗，方药以血府逐瘀汤、桃红四物汤、补阳还五汤为代表。临床中以上各证型多有兼杂，须全面整体地把握病机主次、病情轻重进行辨治。

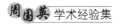

3. 消渴阳盛燥热病机辨治

消渴病机关键为阳盛者，临床多以燥热为主要表现，临床常见有以下证型。

（1）胃火亢盛证：常表现烦渴、口咽干燥、口臭、口唇红赤、舌尖红赤、薄黄苔，脉数。因胃火偏盛，导致中消，表现为消谷善饥，且胃火能上刑肺金，使肺金更燥而出现上消，上消日盛而下传于肾，使肾精更亏，下消更著。故清泻胃火乃消渴泄热的关键，常用药：黄连、黄芩、黄柏、石膏、知母。

（2）肝火亢盛证：多见于性情急躁患者，肝郁化火或气郁体质患者，口干口苦明显，胸胁满闷或胁痛，面红目赤，部分可合并肝经火热旺盛，表现为阴痒、耳鸣如洪，舌红赤，脉弦等。治以清肝泻火，疏肝理气，方药以丹栀逍遥散、龙胆泻肝汤为主。

（3）心火上炎证：常见于长期思虑过度，耗伤心阴致心火上炎，或因肾精耗伤，肾水不足，水不济火，心火上炎而见烦躁、失眠多梦、心悸怔忡、舌尖红赤、脉弦细或细数。治宜滋阴清热、镇静安神，方药以天王补心丹合黄连阿胶汤为主。

（4）阴虚火旺证：因疲劳过度或房劳过度致肾阴不足，相火上亢可见失眠、潮热盗汗、五心烦热、耳聋耳鸣、腰膝酸软、舌红或红绛，少苔或无苔，脉细数。治以滋阴降火，方药以知柏地黄丸为代表。

（5）痰火上扰证：部分痰湿内阻患者日久可化热，出现痰热内扰，表现为口干口苦、心烦、心悸、胸脘痞闷，舌红苔黄腻，脉弦数或弦滑，治以清热化痰，方以黄连温胆汤为代表。

（6）湿热内蕴证：多有饮食过度、喜肥甘厚腻辛辣或烟酒的不良饮食习惯，部分为湿热体质，除胸脘痞闷、口干不欲饮、口苦、头重身重、舌红苔黄腻等表现，还有下焦湿热的表现，如尿频、尿急、尿痛、阴痒等。治疗以清热燥湿为主，以四妙丸为代表方。常用药：苍术、黄柏、茵陈蒿、薏苡仁、牛膝、藿香、佩兰。

临床辨证中阴虚阳亢的阴阳失衡病机常同时存在，治疗总需把握其阴阳盛衰的程度及缓急，结合病位、脏腑的生理特点有所侧重，使阴阳平衡。

4. 消渴病久，阴阳两虚

消渴病久，加之多为年老体虚患者，中后期阴损及阳，可出现阴阳两虚的表现。阳虚以脾虚湿盛、脾肾阳虚为主，后期肾阳不足，命门火衰，不能温煦脾阳，水饮失于温化，从而出现口渴、多尿、尿频、腰酸、乏力、耳鸣、形寒肢冷、水肿、尿浊、舌淡白，脉沉细等。健脾渗湿、温补脾肾是本阶段的主要治法，而温补肾阳为根本，代表方有参苓白术散、实脾饮、肾气丸、五子衍宗丸等。周老多用五子衍宗丸平补肾精，对于久病阴伤显著合并肾精亏虚者长期服用效果显著。常用药：山药、山萸肉、肉桂、附子、鹿角胶、人参、茯苓、薏苡仁、熟地黄、肉苁蓉、当归、石斛、黄芪、木瓜、五味子、菟丝子、覆盆子、枸杞子、泽泻。消渴阴阳两虚时则应注重补阳配阴，阴阳相生互补、阴阳互根的理论应用。

5. 消渴治疗注重平调阴阳虚实

消渴治疗注重阴阳平调，调整脏腑虚实盛衰。临床上阴虚与燥热常并见，三消症状总有兼杂，故应当结合各脏腑辨证的特点，以滋养肺肾为本，清泻胃火为要。所以当同时存在痰湿、水饮、血瘀等病理因素时理当综合治疗，如痰湿者，辨治时当不忘补益健运脾胃以消除生痰之源；水饮内停者，当温补脾肾、温化水饮；瘀血内停者，往往较为复杂，可兼有气虚、气滞、气阴两虚、阴虚血热、阳虚寒凝等本虚情况，同时还可与痰浊、水饮、燥热、湿热等互结，因此辨明阴阳时，除掌握患者气血阴阳津液亏虚的偏重、脏腑阴阳虚损的程度，还应根据并存病理因素的情况进行相应的治疗。在消渴病程发展过程中，初期多因实致虚，而病程日久后，逐渐气阴两虚，最终可阴损及阳，而致阴阳两虚。因此临证时必须谨慎辨证阴阳偏盛，不可统以寒凉之味滋阴清热而更伤阳气。治疗当阴中求阳或阳中求阴，务使阴阳和调，以平为期。如消渴患者以阴虚为主，肾阳虚损不明显时，也可稍佐温肾之品，以壮其少火，蒸腾水气，体现了阴阳互根、阴阳转化的理念。若出现阴阳两虚严重者，因阴津极度耗损，虚阳浮越，故治疗策略当以回阳救逆、固摄元气为主。

二、消渴病辨病、辨证、辨体、辨期多方位辨识

1. 消渴治疗重视辨病辨证结合

消渴存在各种并发症，临床表现有眩晕、胸痹、耳鸣、痹证、水肿、肺痨、雀目、疮痈、中风等病，临证除辨证分析外，尚需结合各类并发症的病机特点及变化规律进行辨证。周老强调辨证论治重在从阴阳、虚实、脏腑气血着手，结合临床客观指标及研究成果为中医所用，以提高对中医的研究水平，从而为中医药更好地指导临床以及促进中医药研究奠定基础。作为现代中医人必须要掌握两手的知识，但是不能摒弃传统中医的精华，结合临床客观指标及临床研究结果进行辨证分析，也是辨病辨证结合的一种体现。周老对消渴患者的血脂、胰岛素抵抗指标进行临床研究观察如下。

（1）血脂与消渴的关系：2型糖尿病合并高脂血症的患者比例相当高，血糖、血脂的升高可导致动脉粥样硬化及心脑血管病事件，结合现代医学，周老认为脂代谢紊乱是产生"痰湿"的重要因素。正如《素问·奇病论》所曰"此肥美之所发也，此人必数食肥美而多肥也，肥者令人内

热，甘者令人中满，故其气上溢，转为消渴。"肥美之品多生痰湿，积久成热，导致痰火内盛或湿热内盛的证型，临床上可见该类患者常合并高脂血症。根据中华中医药学会内科分会消渴专业委员会制定的《消渴病中医分期辨证与疗效评定标准》具备下列中2项即可诊断具有痰湿证：①胸闷脘痞。②纳呆呕恶。③形体肥胖。④全身困重。⑤头胀肢沉。因此，消渴具有以上痰湿症状或伴随高脂血症时，治疗必须兼顾到痰湿。

（2）胰岛素抵抗可作为消渴辨治的客观指标：胰岛素抵抗是2型糖尿病的主要病理基础。中医学认为，消渴初期以积热伤阴，阴虚燥热为主要病机。病至中期，燥热伤阴，日久必致气耗，出现气阴两虚之候。病至后期，阴损及阳，阴阳俱虚，肝、脾、肾皆损。临床观察中发现2型糖尿病中医各证型均存在不同程度的胰岛素抵抗，胰岛素抵抗程度依次为：阴虚热盛型<气阴两虚型<阴阳两虚型。从中医角度认识，中老年人随着年龄的增长，脾肾阳气亏虚，不能化生气血，脏腑失其温煦，精微物质不为所用，导致功能下降而出现胰岛素抵抗。因此，临床上可将胰岛素抵抗作为中医辨证分型的客观指标。随着病程的发展，虚证日益加重，胰岛 β 细胞功能的逐渐衰竭，胰岛素抵抗程度也随之加重。

（3）消渴血瘀证四诊延伸的客观指标：临床诊治中，结合血瘀证的西医客观指标，如血黏度、纤维蛋白原、D二聚体升高，眼底造影检查提示动脉血栓形成，颅脑CT或MRI提示脑梗死，冠脉造影示冠脉的慢性闭塞或急性血栓形成，下肢彩超提示动脉硬化闭塞等，认为可将这些客观指标和现象作为消渴病患者血瘀证的依据，在治疗中配伍活血化瘀之品，保持气血流畅、经脉疏通。在临床消渴并发症的治疗中取得了良好的疗效。

2. 消渴治疗擅辨体质，重视因人制宜

了解掌握每个患者的体质特点，对于患者个体病因病机的分析，病机可能的演变，用药后患者的反应可做到心中有数，提高整体辨证论治的准确性。针对消渴早期，尤其是无明显三消症状或经过规范的降糖治疗无明显三消症状者，诊治时可从体质辨证，易患消渴的常见体质有痰湿体质、阴虚体质、气虚体质、湿热体质、气郁体质。平素即可进行饮食生活及中药的调护。

（1）**痰湿体质：**痰湿体质源于先天遗传因素及后天饮食不节，其特点常为形体肥胖，尤其中心性肥胖，常表现为面部多油脂、胸闷、痰多、眼睑微水肿、易困倦、口中黏腻、口中发甜、身重不爽、舌体胖大苔白腻脉滑、大便正常或便稀、小便不多微混浊等。饮食调护忌暴饮暴食或进食过快，宜清淡饮食，少食肥甘厚腻、辛辣烟酒、滋补、酸涩及生冷之品，生活上适当增加户外活动及体育锻炼。

临证治疗中抓住"脾虚水谷精微不化而必生痰浊"的病变机制，从脾不散精入手，常选六君子汤加藿香、佩兰、木香、茵陈蒿等化痰祛浊之剂，并强调化浊有助于脾气散精，结合舌苔浊腻，体态肥胖与否等因素酌情用药。如偏于痰湿者以二陈汤或温胆汤加减，若偏于湿热者常以四妙丸加减，偏于脾虚湿盛者予以参苓白术散加减。中药调理过程中需注意痰湿易黏滞，阻遏气机，致气滞血瘀、痰瘀互结，病久当兼顾活血；服用滋补之品时要顾护脾胃的运化功能。健脾化浊之法，以健脾为主，化浊为辅，对痰湿之症明显者，则健脾化浊并重。部分痰湿体质肥胖者于中年后肾气渐衰，与肾阳不足，不能温煦五脏，脾胃阳虚，脾虚湿滞，水湿化痰密切相关。湿为阴邪，可酌用温化通阳之品，治法以温补肾阳、健脾利湿为主。常用芳香化浊、健脾化湿、升清降浊的药物，主要有：茯苓、半夏、陈皮、黄芪、枳壳、薏苡仁、藿香、佩兰、白术、葛根、木香、白豆蔻、白扁豆等，用药注意协调脾胃的气机升降及运化功能，湿邪往往难除，当逐步健脾化痰除湿。

（2）阴虚体质：阴虚体质者常见致病因素有先天禀赋不足或后天失养，或因房劳过度伤肾，或因积劳久病伤阴血，常表现为形体瘦长，怕热，性情急躁，或有燥热之象如口鼻咽喉干燥、手足心热、喜冷饮、便秘溲黄、舌红少津少苔，面色潮红，两目干涩，视物模糊，唇红微干，皮肤偏干，眩晕耳鸣，睡眠差，脉细数等。生活饮食调摄方面，饮食可选择甘寒性凉具有滋阴补肾精作用的食物如芝麻、黑豆、银耳、牛奶、龟、鳖、蟹、海参、鸭肉等。且需戒烟限酒以避免湿热伤阴。现代人由于生活工作压力以及不良的睡眠习惯，容易熬夜，致使阴血耗伤，因此需注意保证充足的睡眠，以藏养阴气。尽量避免紧张、熬夜、剧烈运动，房事当有节制。可进行中小强度的锻炼，如步行、游泳、打太极拳或练气功等。药膳选择平和补阴、填益肾精之品，如白木耳、桑葚、沙参、百合、黄精、玉竹、枸杞子、冬虫夏草等。中药治疗调理体质时当注意滋阴润燥同用、以六味地黄丸为主方，注重填精养血，同时不忘兼顾健脾理气，可加用陈皮、砂仁、鸡内金等理气健脾消食之品。

（3）气郁体质：因先天遗传、素体心胆气虚或忧郁思虑者多见，临床常见形体偏瘦，性格内向，多忧郁或敏感多疑，喜焦虑，表现为烦闷、胸胁胀满、走窜疼痛、善太息或咽中有异物感等，或乳房胀痛，睡眠差，食欲减退，心悸，健忘，大便干，舌淡红苔薄白，脉弦。生活调护重在精神调摄，调畅情志，饮食上少食收敛酸涩之物，生活上当加强户外运动、文娱社交活动。调护以疏肝行气、开郁散结为主，常用药有柴胡、郁金、佛手、青皮、枳壳、香附、百合、合欢皮等。注意理气不宜过燥，以防伤阴。方以柴胡疏肝散或逍遥丸调理。

（4）脾虚体质：多因先天禀赋不足，或后天失养，或年老久病体虚气弱，部分兼有心胆气虚，表现为平素气短懒言，易感冒，语音低怯，易疲劳，易汗出，面色萎黄或淡白，头晕，健忘，大便溏，或便秘而便不干结，舌体胖嫩边有齿痕。饮食上忌生冷苦寒、辛辣燥热之品，生活上不宜过度劳累、房劳或思虑，应避风寒，适寒温。中药调护时补益当平补，补气不忘理气，常用药有党参、黄芪、山药、白术、龙眼肉、莲子、大枣等，方用玉屏风散、四君子汤、归脾汤、参苓白术散等调治。

3. 消渴治疗强调分期、分阶段治疗

消渴病程较久，病势缠绵，年老久病者居多，针对消渴患者应坚持个体化中医辨证论治，根据患者病程的不同时期、病情轻重、不同的临床表现、并发症及复杂的病机病性，采取分期、分阶段的治疗，强调治疗的个体性和灵动性，这样方能适合消渴复杂多变的情况。传统三消辨证分型太过集中于上、中、下消，证型单一，病机单纯，不能灵活地适用于临床多变的证型。根据临床观察，消渴的病机变化与病程的长短有着密切的关系，因此主张消渴辨证应结合临床分期才能更好地抓住主要病机和疾病变化的规律，主张在阴阳虚实、气血津液、脏腑辨证的基础上，进行准确灵活的辨证，强调根据病程及病机变化特点，将消渴分为消渴前期、消渴早期、消渴中期、消渴晚期4个阶段。

（1）消渴前期（无症状期）：此期消渴患者大多数是在体检时发现血糖偏高，而临床多无明显自觉症状（即口干多饮、多食、多尿、消瘦等典型三消症状），相当于现代医学的空腹血糖受损或糖耐量减低，此期虽无明显三消症状可辨，但可以结合患者的体质特点进行辨证调护。

湿热内蕴型多见于痰湿体质，主要表现为形体肥胖，舌苔黄厚腻，脉濡滑或弦缓。大部分体检均存在高脂血症、高血压病等病。此型患者可能的病因有：①消渴发病年龄以中老年患者居多，究其原因主要是中年以

后，脏腑功能逐渐虚衰，在脾胃运化功能逐渐减退的情况下，又有如过食肥甘厚味的不良饮食习惯，则更易导致脾运化不及而酿生痰湿。②患者素体脾虚，又长期过食肥甘厚味，嗜酒、嗜食辛辣香燥，致使脾胃损伤更甚。③现代人由于交通便利，生活工作节奏加快，加之缺乏运动，而使气血运行不畅，导致脾胃气机郁滞、运化失职。④素为阳热之体，胃热偏盛，食欲亢进致脾胃运化不及，最终导致脾胃气机滞塞、脾运不及或脾胃损伤，均致水谷精微（血糖可等同于饮食所化生之精微）不能正常输布，于体内蓄积或化为膏脂致使湿浊内生。湿浊郁久而化热则成湿热内蕴；或湿聚成痰则痰湿内盛；或痰湿郁而化热则痰热内蕴，因此此期患者与脾胃的关系密切，多表现为湿热、痰湿、痰热等实证。

阴津亏虚型常多见于非肥胖体型，舌脉以舌质红赤苔薄或苔少，脉细为主。常伴随烦躁、心悸、不寐、口干舌燥等症。正如《灵枢·五变》所说"五脏皆柔弱者，善病消瘅"，而五脏柔弱者又以阴虚体质最易罹患。此型的主要病因有：①阴虚体质，饮食失节，损伤脾胃，脾胃运化失职，积热内蕴，阴虚之体易化燥伤津。②年老体虚或劳倦过度致肾精亏损，水不涵木，虚火内生。③情志不畅，长期焦虑少寐，肝郁而化火，火热内燔，灼伤阴津。上述原因导致阴津亏虚，此期虽燥热伤阴，但气阴受损的程度并不严重。

周老认为消渴前期是"治未病"的重点。治疗上可通过控制饮食，适当运动等促进脾胃运化及调摄精神的方式干预，同时配合中药进行早期干预治疗，以期防止消渴的发生。

（2）消渴早期（症状期）：消渴早期为消渴前期进一步发展而来，此期糖尿病诊断已明确，口干多饮、多食、多尿、消瘦等三消症状比较明显，但无明显并发症，亦称为消渴症状期。病机主要表现为虚实夹杂、阴伤气耗或脾气虚弱兼夹湿热为主。根据临床观察,以脾虚湿热证、阴虚热盛证和气阴两虚证多见,此期病机变化特点为:①湿热内蕴日久耗伤阴液,津伤化燥,燥热偏盛,而以阴虚为本,燥热为标。②脾胃运化失司,气血无生化之源,气弱津亏。③长期饮食不节,损伤脾胃致脾虚不运,痰湿内蕴。这一时期患者血糖水平多偏高,此期应积极控制,防止生变。

(3)消渴中期(轻度并发症期):消渴中期病程多较长,多合并轻度并发症,其临床表现根据并发症的不同表现多样,除消渴三消症状外,可伴有头晕、肢体麻木、视物模糊、胸闷等症状。主要病机为气阴两虚基础上兼夹痰瘀。这是由于病程渐久脾虚日益加重、气血生成不足,加之燥热耗伤阴津致气阴两虚;另一方面是因实致虚,如湿热困脾日久亦可致脾虚,加之湿热灼伤津液,出现气阴两虚的表现,血瘀的形成可以因气虚推动血行无力而瘀血内生;或阴津亏虚,不能载血,血行不畅,塞而成瘀;或燥热偏盛,煎熬津血,血液黏滞不畅而成瘀。此期因虚致实以及虚实夹杂的病性逐渐出现,形成痰、湿、瘀、热等病理产物阻滞经络,影响气血运行及脏腑功能。因此本期以气阴两虚为本,痰瘀为标。

(4)消渴晚期(严重并发症期):消渴晚期为本病迁延日久,病程长达10年以上或虽病程不长但未规范治疗,或长期血糖控制欠佳,导致严重并发症,如中风、偏瘫、水肿、喘证、雀盲、耳聋、痈疽等。临床上,此期患者气血阴阳及各脏腑虚损严重,病程多在疾病的晚期,主要病机以气血阴阳两虚、气血运行不畅为本,痰、瘀、湿、毒等病邪互结为标。因病变涉及五脏,病机复杂,影响气血津液失调,证型错综复杂。消渴病至阴阳两虚,多以脾肾阳虚多见,甚则出现肾阳虚微、阴竭阳亡之候。若阴津极度耗损,则见虚阳浮越,如恶心呕吐、面红、唇舌干红、头痛、烦躁、息深而长、目眶内陷等症，甚则出现昏迷、四肢厥冷、脉微细欲绝等阴竭阳亡的危象。此期痰瘀互结，湿毒内蕴胶结难治，反之更易阻碍阴阳气血的运化，加重脏腑功能失常。

综上所述，消渴各期临床表现各有侧重，各期有一定的联系，但个体之间又有差异。故临证应该谨察病机，辨病、辨证、辨体、分期论治，在强调疾病共性的基础上再结合患者个体差异，予以辨病、辨证、辨体、分期治疗，充分体现了周老的整体辨治观念。

三、消渴病重视从脾论治，强调地域特点

《素问·脏气法时论》曰："脾病者，身重善饥。"《灵枢·本脏》说："脾脆……善病消渴。"晋代王叔和《脉经》云："消中脾胃虚，口干饮水，多食亦肌虚。"明代周之干《慎斋遗书·渴》云："盖多食不饱，饮多不止渴，脾阴不足也。"周老"从脾论治"思想承于《黄帝内经》及历代医家对消渴病的认识，融合了自身长期诊治消渴病的临床经验，认为脾居中州，为五脏之使，为后天之本，和调五脏，洒陈六腑。若脾失健运，津液不布，则痰湿困脾，从而损伤脾的运化功能，提出消渴病与脾虚有密切关系，认为消渴病的病机关键在于脾虚，故在治疗上多以健脾为要。

1.脾胃运化不及

《景岳全书》曰："消渴者，其为病之肇端，皆膏粱肥甘之变，酒色劳伤之过。皆富贵人病之，而贫贱者少有也。"《千金要方》亦云、"凡积久饮酒，未有不成消渴。"都明确指出嗜食膏粱厚味、酒类肥甘之品，导致脾胃受损，运化不及，郁而生热，最终导致阴液耗损，发为消渴病。随着现代生活节奏加快，老百姓餐桌上的粗粮逐渐减少，取而代之的是高

胆固醇、高蛋白、高糖等高热量食物。同时饮食结构也趋于西化，长期的过度饮食加重脾胃负担，脾胃正常的运化功能不能满足机体需求，导致脾胃运化不及，水谷精微失于运化，积久而生内热，且是脾胃实热而非阴虚内热。而在脾胃实热的情况下，津液耗伤便可出现肺胃津伤，后期甚至出现伤及肝肾阴精的情况。

2. 脾胃运化失司

《素问·经脉别论》云："饮入于胃，游溢精气，上输于脾，脾气散精，上归于肺，通调水道，下输膀胱。"认为"脾气"在水谷精微化生及水液吸收、转输和布散中起到重要作用。脾气虚弱，水谷精微不能上输于肺，肺失濡养，燥热内生而见口干多饮。脾虚不能为胃行其津液，胃阴不足，阴不制阳，胃火旺盛，故见消谷善饥。《黄帝内经·太素》曰："四支皆禀气于胃，而不得径至，必因于脾乃得禀"，脾虚失运，四肢不得禀水谷气，形体失养，故见消瘦。脾虚津失上输，不能达肺润燥，反致精微卜注，溢于膀胱，而见多尿。故《类证治裁·三消论治》曰："小水不臭反甜者，此脾气下脱"。由此可见，脾运失司是消渴病的病机关键。临床中所见消渴病患者中也不乏形体消瘦者，而这部分患者多为素体脾胃不足，脾虚气弱，脾胃运化不利，使水谷精微无以化生，郁而生热，不能为胃行其津液，致使胃阴不足而胃火独亢，表现为消谷善饥，口渴欲饮等症。其发病的根本均为脾胃虚弱，运化失司，精微不布，形体失养，阴不制阳最终致邪热为害。

"脾得运则健"，运是脾的基本生理功能，有运才有化，消渴的发生以脾运失司为主要病机，故应谨守病机而治，当以健运中宫，治脾为要。临床上抓住脾虚水谷精微无以化生而内生痰浊的病机，在治疗上以"脾不散精"为切入点，常选用健脾益气之党参、白术、黄芪、山药、茯苓等以升脾阳，助脾运，从而发挥脾胃升清降浊、输布津液的作用。

3. 强调地域特点

因福州属南方湿热之地，消渴患者以脾虚湿热者多见。临床中多根据湿热的轻重灵活用药，如湿重热轻者，常以二陈汤、温胆汤为主，健脾渗湿化痰，以消生痰之源；如痰火内盛者，多以黄连温胆汤加味；如湿热并重，尤其有下焦湿热表现者，以四妙丸加味。周老认为四妙丸清利湿热效果尤佳，方由苍术、黄柏、薏苡仁、牛膝组成。方中黄柏苦寒、清热燥湿配以苍术辛散苦燥，长于健脾燥湿升阳，敛脾精、止漏浊，可谓标本兼顾；薏苡仁健脾祛湿、舒筋除痹；牛膝味酸苦，性平，补肝肾、强筋骨、利尿、引药导热下行。此外，强调根据湿热所在部位，以宣上、畅中、利下作为祛湿热外出的手段，在临床中可以灵活选用。

4. 消渴病需灵活调治脾胃

调治脾胃并非纯补脾胃，不是盲目的补益。调治脾胃的方法有多种，临证一定要充分考虑到脾胃的生理特性和患者脾胃的运化及虚损情况，在辨证施治的基础上，因人而异，随证施治，灵活变化。

（1）遵循"脾宜升则健"：注重升清脾阳，助脾散精而治消渴，用药如柴胡、升麻、葛根、苍术。采取健脾益气升阳的治法，代表方如补中益气汤或举元煎。

（2）遵循"胃宜降则和，胃喜润恶燥"：消渴诊治重在养胃阴而清胃火。养胃阴常用麦冬、生地、玉竹、石斛、鲜芦根等，清胃火常用石膏、知母、竹茹等，代表方如麦门冬汤、白虎汤、竹叶石膏汤。

（3）遵循"脾主肌肉"：诊治肢体消瘦或四肢不用的消渴病证，采用健脾益气、补血养血之法；而形体肥胖，华而不实，食欲不佳，甚则水肿属于湿盛困脾，浸渍肌肤的患者，则采用燥湿运脾分利之法。

（4）遵循"脾胃燥湿相得"：多用于指导诊治脾虚湿盛或痰湿内生的消渴病证，以参苓白术散、温胆汤为代表。

（5）遵循"脾胃阳虚，寒饮留中"：此法多用于指导诊治消渴后期脾阳虚水饮内停证，以苓桂术甘汤、真武汤为代表。

临床调治脾胃，需避免补脾致壅的弊端，应区分寒热虚实，以协调脾胃气机升降、调理脏腑阴阳。正如《本草经疏》云："脾得补而中自调，消渴者，津液不足之候也。气回则津液升，津液升则渴自止也。"脾气虚弱的程度根据不同的体质、不同病程阶段、不同的病情也有所不同，而且常与他证兼杂，所以在治疗时应当首先辨清标本虚实、脏腑气血阴阳的虚损情况。此外，处方用药时当注意顾护脾胃，防止过寒或过于滋腻之品损伤脾胃。

5. 消渴调胃理脾的治法及用药

脾气虚弱为主症者，应用健脾益气、生津止渴之法，选用大量黄芪、党参、人子参、白术、苍术、怀山药等。消渴辨证脾气虚弱作为兼证者，则在其他治法（如滋阴、清热、活血等）基础上兼以健脾益气，中小剂量黄芪、怀山药、茯苓、苍术、白术等可酌情选用，益气健脾、养阴活血法为常见治疗大法，一是使后天之本健旺、气血津液化源充足；二是因滋阴、清热、活血等药久服易损脾伤气，加用健脾益气之品可起到顾护脾气、制约药性之用。消渴阴虚燥热者，可在养阴生津药中加入健脾理气药，如小剂量苍术、陈皮、半夏、砂仁、厚朴避免气机郁滞脾胃。湿邪困脾者，如寒湿困脾证予燥湿运脾，选用薏苡仁、苍术、佩兰、半夏、厚朴、茯苓等；湿热蕴脾证宜清热化湿，方用四妙丸加减，以苍术、黄芩、栀子、黄柏、薏苡仁、茵陈等导湿热下行。

四、消渴病脾虚湿热型的治疗经验

结合《黄帝内经》理解，周老认为消渴早期有部分患者其内热并非是阴虚虚火内生所致的燥热，而是因为饮食过度后，脾胃运化不及，水谷运化失司，积久而生的内热，即是脾胃的实热而非阴虚内热。脾胃实热，热伤津液便可以出现肺胃津伤，甚至后期肝肾阴伤的情况。加之福州地属南方湿热之地，当地居民又嗜食海产和甜品，过食多食均易导致碍脾伤胃，致湿从内生。内外之湿同气相求，故当地消渴患者常见脾虚湿热的病机，这一病机在本地的消渴患者来说应当是占了很大一部分的比例，而且常可与其他本虚病证相兼杂。

1. 对消渴湿热致病的认识

临床诊治中湿热内蕴之消渴证型较为常见。论其病因应当考虑南方本地患者的特点：①本地患者的常见体质因素以肥胖痰湿体质居多，痰湿内阻，日久极易化热，酿成湿热。②饮食不节因素导致湿热，由于现代饮食生活习惯，患者多喜食甜食、肥厚油腻之品，加之海鲜食品丰富，高尿酸血症亦多兼有，部分患者嗜食烟酒之品，这些因素均易导致湿热，而湿热日久则易炼伤津液而出现阴虚燥热之象，临证时应当全面了解患者的饮食、环境、体质因素、症状舌脉等特征进行辨证分析，如确实为水谷不化，所产生的内热治疗应当清利湿热，同时健脾运脾，助脾气升清、津液输布、浊气下降，内热自然去除。湿热去除，自然无伤阴之害，这是一种釜底抽薪的治疗方法。

2. 消渴脾虚湿热证的特点

脾虚湿热型消渴患者的主要特点：①病因方面与饮食关系密切，多嗜食肥甘油腻或辛辣烟酒之品或饮食过量。②体质方面痰湿，尤其湿热体质者容易出现该证，如痰湿体质者主要特点可见形体肥胖、面部多脂、口黏痰多、胸闷身重；湿热体质可见面垢油光，易生痤疮，常伴口干、口苦、口臭、大便干结、尿赤或性格多急躁。③症状方面常有身重、胸闷脘痞、口黏、口干口苦等湿热内蕴表现。④舌脉方面尤其出现黄腻苔，脉象滑或弦数。⑤并发症方面患者合并高脂血症、高尿酸血症、中心性肥胖甚至代谢综合征的情况。

3. 消渴病脾虚湿热证用药经验

《素问·至真要大论》认为："脾苦湿，急食苦以燥之……湿淫于内，治以苦热，佐以酸淡，以苦燥之，以淡泄之……湿淫所胜，平以苦热，佐以酸辛，以苦燥之，以淡泄之，湿上甚而热，治之苦温，佐以甘辛。"如脾虚明显者加强健脾燥湿，可选用参苓白术散加减。湿重于热可选用三仁汤，湿热并重可选用王氏连朴饮加减。热重于湿可选用白虎加苍术汤加减。如辨证中特征不明显，还常用李氏清暑益气汤为基本方进行加减治疗。本型脾胃受损，多为根本原因，患者多数存在脾气虚，运化无力，故健脾利湿、健脾益气和健脾理气等法常贯穿于方中。常用药物有茯苓、白术、山药、黄芪、太子参、甘草等，清热药物常用黄连、黄柏、石膏、葛根、天花粉等，祛湿药物多选用佩兰、薏苡仁、茵陈蒿、半夏、厚朴。湿热病性复杂，病位广泛，容易夹痰夹食积，兼有气虚和津伤。所以，还必须酌情选用化痰、消导、理气、滋阴、生津等药物。

临床治疗脾虚湿热型消渴患者时，尤其善用四妙丸。根据湿热的轻重灵活用药，如湿重热轻者，常以二陈汤、温胆汤为主健脾渗湿化痰以消生痰之源；如痰火内盛者予黄连温胆汤加味；如湿热并重，尤其有下焦湿热表现者，以四妙丸加味。周老辨证治疗时还注重舌脉的观察，苔腻者加强理气和胃，运化水湿，加用芳香化湿之品，如藿香、砂仁、佩兰等；证属湿热并重证型者加用茵陈蒿；热重显著者则可加黄芩、栀子、黄柏类清泻脾胃之火。并强调根据湿热所在部位，宣上、畅中、利下给湿热以出路，在临床中可以灵活运用。

治疗消渴脾虚湿热证中强调需注意：①脾有运化水谷精微、运化水湿的功能，胃有受纳腐熟之功能，脾主升清，胃主肃降，因此在辨治湿热病证时，仍当注重调补脾胃、加强脾胃运化功能，协调好脾胃升降的气机，方能使湿邪祛除。②清热泻火的苦寒药物剂量不宜过大或久服，以免日久伤脾胃，使脾胃功能受损，湿热更难化去。当湿热病邪渐去时，当中病即止，转为扶正补虚，益气养阴为主。③湿热之邪难除，日久阻滞气机，可致血瘀，瘀热互结，用药不忘行气活血助湿热去除，但总以养血活血为主。④形体多胖，阴痒明显，尿灼热、口干不欲饮，伴肢体酸痛，大便黏腻。病机为湿热内蕴，升降失调，湿郁生热。茵陈蒿、黄芩之苦寒能导湿热下行，加栀子通泻三焦之火，除下焦湿热，二地二冬之甘寒，养阴以清热，石斛、甘草之甘淡，养胃生津，除热滋阴。

4. 消渴病脾虚湿热证的调护

（1）调畅情志：中医非常注重七情致病，认为情志失调是引起脏腑功能异常而导致疾病的主要内在因素。所以对于脾虚湿热型消渴病患者，应注意休息，避免熬夜，不要过于劳累，使其内心宁静，情志舒畅，心情愉悦。

（2）合理饮食：平时要注意饮食清淡，多吃新鲜蔬菜和水果，尽量不要吃辛辣刺激性食物，可结合中医的药膳食疗方法。《黄帝内经》就有"壳肉果菜，食养尽之，无使之过，保其正色"的记载。所以脾虚湿热型消渴病患者，可适当选用健脾除湿的白扁豆、山药、薏苡仁、莲子、黑大豆、白木耳等具有健脾益气、祛湿和胃的药膳食疗调理脾胃功能。

（3）适当运动：平时适当参加户外活动，多运动多锻炼，可以提高身体的免疫力。此外，中医学的气功、导引之术，如太极拳、八段锦及五禽戏等，可充分疏通经络，调理气血，增强体质，减轻体重，提高机体对胰岛素的敏感性，达到降糖、降脂作用，改善代谢紊乱，也是脾虚湿热型消渴患者很好的运动方式。

五、消渴辨治强调气血调畅，重视疏肝解郁

历代医家多认为消渴病的发生发展与肺、脾（胃）、肾相关，其病机关键是阴虚为本，燥热为标，治疗多从润肺、清胃、滋肾入手。随着现代生活节奏的加快，紧张、激动、压抑、恐惧等不良情绪常常困扰着人们。因而，消渴病的发病与情志失调的关系越来越密切。

古代医家早就认识到了情志失调、肝失疏泄是引起消渴病的主要原因。《灵枢·本脏》指出"肝脆则善病消瘅易伤。"《灵枢·五变篇》曰："怒则气上逆，胸中积热，血气逆流，转而为热，热则消肌肤，故为消瘅。"这两句话均强调了肝在消渴发病机制中的重要性。刘河间在《三消论》中指出"消渴者……耗乱精神，过违其度，而燥热郁盛之所成也。此乃五志过极，皆从火化，热盛伤阴，致令消渴。"叶天士在《临证指南医案·三消》中云："心境愁郁，内火自然，乃消渴大病。"以上说明肝郁也是消渴病发生的重要因素，郁怒伤肝，易从火化，肝火炽盛灼津以致津液损耗，燥热内生而发生消渴。

此外，消渴病日久不愈，患者多忧郁焦虑，精神紧张，亦使肝失疏泄加重，气郁益甚，血液壅滞不行，而致气滞血瘀。瘀血内阻，可使各脏腑功能失调，机体正气虚弱，从而导致消渴并病的产生和发展。从脏腑关系看，肝与肺经脉相连，肝脉上行贯膈而注于肺，肝升肺降则气机调畅。若肝郁，则易化火炎上，灼伤肺阴，致津液干涸而渴饮不止。胃气以降为

顺，然胃气之调顺有赖于肝之疏泄。若肝郁横逆，木不疏土，则可致胃失和降，脾失健运，升降失常，气机不利，郁而化火伤阴，导致肝胃不和。肝藏血，肾藏精，精血同源，互生互化；肝内藏相火，肝郁则易从火化耗伤阴血，肾阴被损，下焦虚衰，摄纳不固，约束无权，而现尿多而甘。

基于此，周老临床诊治消渴病亦强调气血调畅，重视疏肝解郁，多调气与活血并用，往往收效显著。

（1）肝郁气滞证：消渴患者情志不遂，肝气失于调达，临床上常见消渴兼精神抑郁，胸闷不舒，嗳气频频，夜寐欠安，舌红苔白脉弦。治法：疏肝解郁，调畅气机。方药以柴胡疏肝散加减：北柴胡 6g，郁金 9g，白芍 9g，枳壳 9g，陈皮 6g，茵陈蒿15g，茯苓 15g，首乌藤 15g，合欢皮 15g，丹参 15g，甘草 3g。"郁证治之，当以顺气为先"，肝郁气滞，木郁达之，用北柴胡条达肝气，宣畅气血，疏散郁结；辅以茵陈蒿，加强疏肝行气的作用；用体轻气窜之郁金，入于气分以行气开郁；白芍滋养肝阴；枳壳理气行滞；陈皮性质温和，可健脾行气；茯苓宁心安神；首乌藤配伍合欢皮，疏肝解郁，悦心安神；加用丹参以防瘀血阻滞之虞，甘草少许，调和诸药。

（2）肝郁化火证：患者长期烦躁易怒，肝气滞而不通，郁而化热，随着病情的发展，弗郁更甚。肝火炽盛，肝又为木脏，木旺生火，故心火亦盛，上扰神明，故临床上常见情绪急躁易怒，胁肋胀满疼痛，口苦，自汗、盗汗，纳差，夜寐难安，舌红苔黄腻，脉弦数。治法：疏肝解郁，清热泻火。方药以丹栀逍遥散加减：牡丹皮 6g，栀子 9g，北柴胡 6g，白芍 9g，郁金 12g，法半夏 9g，白术10g，枳壳 9g，茯神 15g，珍珠母 24g，炒酸枣仁 15g。牡丹皮性寒苦泄，清泄伏火；栀子泻火，清心除烦；北柴胡条达肝气，宣畅气血，疏散郁结；郁金入于气分以行气开郁；枳壳理气行滞；白芍柔肝缓急；法半夏燥湿化痰；白术补脾燥湿；珍珠母宁心安神；酸枣仁养心、益肝血，收敛肝脾之津液；茯神抱木心而生，宁心安神。

（3）肝郁血瘀证：肝郁日久，气机运行不畅，气滞血瘀。临床表现为肢体麻木，视物模糊，头晕胸痛，痛无定处，于情志不遂时加重，舌质暗红，或紫暗有瘀斑，苔薄，脉弦涩。治疗以疏肝解郁兼活血，方药以桃红四物汤合四逆散加减，桃仁9g，红花6g，熟地黄15g，当归9g，白芍9g，川芎9g，柴胡9g，枳实9g，甘草3g。四逆散转输气机，桃红四物汤活血养血。合而用之，使血活瘀化气行，乃气血并调之良方。

（4）肝肾阴虚证：随着病情的发展，肝火煎熬真阴，使消渴阴虚更甚，进一步加重阴液耗损，而肝肾同源，进而累及到肾，终致肝肾阴虚。临床常见烦躁，目眩耳鸣，胸脘胁痛，腰酸腰痛，舌红少苔，脉弦细等症。治当滋阴疏肝，养精补肾。方药以六味地黄丸加减：熟地黄 15g，山茱萸 15g，山药 15g，制黄精 15g，枸杞子 15g，北沙参 15g，木香 6g，茯苓 15g，甘草 3g。方中熟地滋阴养血；山茱萸补益肝肾；山药质润，不温不燥，平补脾胃；黄精宽中益气、补脾益肾；枸杞甘寒滋润，善补肾益精、养肝明目；北沙参质坚性寒、养阴生津，用之清金以制木；茯苓健脾和中；木香能升降诸气、畅利三焦气机。诸药合用，共奏疏肝理气之功，肝主疏泄之职正常，可协调脾胃之气的升降运动，促进与调节气血运行，从而维持身体各项机能活动有序进行。正如叶天士所言"肝……遂其条达畅茂之性，何病有之。"

六、益气养阴活血法贯穿消渴病及其并发症治疗

消渴病的病情复杂，是由先天遗传因素和后天饮食不节、情志失调等多因素诱发的临床综合征，临床表现多变，而三多一少的症状常不典型，故单用三消辨证难以言明其多样性。周老根据自身临床经验，秉承《黄帝

内经》之理，认为消渴病的辨证要将"三消辨证"与"证型辨证"相结合，"气阴两虚"始终贯穿其发病的过程，其病位应在脾肾。消渴日久伤及后天脾胃，故见脾虚失运，肾为先天之本，依赖后天气血津液供养，肾阴化生不足，终致气阴两虚。脾虚水谷精微失于运化，气血生化乏源，气虚无力鼓动血行，导致气虚血瘀，加之消渴病患者多形体肥胖，嗜食膏粱厚味，其性黏滞，使气机阻滞而成气滞血瘀。而津血同源，阴虚内热，耗伤阴液，津亏血少，血滞亦可为瘀。脾为生痰之源，体内痰浊留滞，缠绵难愈或反复发作，日久闭阻经络，痰瘀互结，故消渴病变证丛生。因而，消渴病及其并发症的治疗应将"益气养阴活血"之法作为根本之法，再结合每位患者的具体情况进行辨证论治。

《临证指南医案·三消》指出"三消一证，虽有上、中、下之分，其实不越阴虚阳亢，津枯热淫而已。"气阴两虚则见倦怠乏力、便溏、不思饮食，舌淡苔白，脉细无力。常用黄芪、麦冬、山药等以益气养阴，伍以苍术燥湿健脾，使气阴得养，津液由生，亦使脾气旺盛，津输有常。肾虚不固，膀胱气化不利则尿频，肾气不足，腰腑失养、清窍不荣，则腰膝酸软、耳鸣。舌淡苔薄白，脉沉细无力，常用桑寄生、杜仲等补益肾气之品配伍桂枝、山茱萸、仙灵脾、仙茅等温肾助阳之品以助膀胱气化之力，既补益肾气又温肾助阳，使肾精得补。

而对于津液耗伤、阴虚火旺明显的消渴患者，周老善用养阴清热之品，以生脉散、增液汤为基础方，加用施今墨药对，如黄芪配山药、苍术配玄参，同时佐以健运中焦之品。在临床运用中，生脉散中党参多以太子参替代，增强补脾益肺生津的功效；麦冬滋养肺胃、生津止渴；五味子敛肺滋肾而生津，三药合用共成补肺益气、养阴生津之功。增液汤方中麦冬甘寒，作用于中、上焦，生津止渴，清润肺胃；生地黄甘苦寒，补益肝肾，作用于下焦，清热生津而滋阴；玄参苦咸寒，作用于三焦，滋阴降火；三药咸苦甘寒共用，具有滋养肺胃肾三脏之阴液，清利上中下三焦之邪热的作用。施今墨药对备受周老推崇，常用黄芪配山药、苍术配玄参治疗，既能敛精健脾，又能滋阴降火，实乃治脾之妙用。

周老辨治消渴注重气血的调畅，认为诊察之初应首先辨明气血津液虚损情况，其次判明气血运行的情况，总结认为血瘀贯穿消渴始终，应注重辨治血瘀，在消渴的不同阶段或并发症中根据血瘀的部位、轻重、病机的不同，分别辨治可获得较好的疗效。

1. 血瘀贯穿消渴始终的病因病机分析

（1）阴虚体质患者易生血瘀，因其素体阴虚血少，经脉失于濡养，血少气虚，不能推动血行而致血瘀。

（2）长期饮食过量或过食肥甘厚腻者，因脾胃运化不及，脾失健运，水湿内停，或酿生痰湿，阻滞气机，日久可致气血瘀滞、痰瘀互结。或过食辛辣、嗜烟酒，致脾胃运化不及，酿生湿热或饮食积滞化热，湿热内阻，气机不畅，导致湿、热、瘀互结。

（3）阴虚内生燥热，炼伤津液，使津亏血少，血聚成瘀，形成瘀热内结。

（4）年老久病体虚者常有气阴两虚或脾肾亏虚或肝肾亏虚等虚损病机，气阴两虚，气虚不能行血，阴血虚无以濡养血脉，则导致瘀阻脉络。

（5）凡久病入血，必成血瘀。部分患者消渴后期阴阳两虚，阳虚寒凝，血行凝滞，亦可导致血瘀。

这些导致血瘀证的情况可存在于消渴病的各个时期，但临床上消渴患者的血瘀证往往兼夹他证，呈现为气虚血瘀、气滞血瘀、痰瘀互结、瘀热互结、阴虚血瘀、湿热瘀阻、阳虚血瘀等多种复杂证型，故临证时当详细辨证，审证求因，找出瘀血形成的原因及其本质。

2. 消渴患者血瘀证的表现

消渴患者存在血瘀证的表现，多见于病程较久，阴虚、气虚体质或年老体虚久病阴血亏少者。其多表现为固定部位的不适或疼痛如胸闷痛、头痛、肢体麻痛，部分具有入夜尤甚的特点；或口干不欲饮；部分患者合并有胸痹、中风、痹证等情况；舌脉多见舌暗红或淡黯或紫，边有瘀点或瘀斑，舌底脉络迂曲或青紫，脉弦或涩或缓而无力；其他也可见口唇或爪甲紫暗、下肢皮肤色暗或青紫，四肢厥冷等。

3. 运用客观指标辨识消渴患者血瘀病机

周老早年从医受施今墨影响，认为现代中医必须懂得利用现代医学客观的指标和技术，作为中医辨治的延伸手段。施今墨大师在推动中西医结合方面做出许多贡献，曾积极提倡用科学的态度对待中西汇通，建议中医学术标准化和中西医病名统一，提出以西医论病、中医辨证处方的观点。因此，临床上患者出现血黏度升高、纤维蛋白原升高、D二聚体升高等情况都可以作为血瘀证的客观依据。同样利用现代医学技术进行视网膜动脉造影检查提示血栓形成、颅脑CT或冠脉造影或下肢动脉彩超提示动脉血栓或斑块形成等情况，也是中医血瘀证的体现，而糖尿病患者存在的微循环障碍，与中医所说的血瘀也有着相似的机制。

4. 运用活血化瘀治疗消渴病的经验

（1）运用活血化瘀法治疗消渴多以养血活血为主，不主张使用大量破血攻伐或虫类通络药物以免损伤正气，因临床中许多消渴患者均存在着不同程度的虚损，尤其是年老久病者，多有气阴两虚、脾肾亏虚、肝肾两虚甚至阴阳两虚的情况，需要长期配合使用活血化瘀药物，但为了避免损伤正气，应选用养血活血之品。诸药中丹参一味最为常用，因其"功同四物"，久服而不伤正气，反有养血益气之功，因此在消渴各个时期的治疗用药中最常使用，剂量在15~30g。正如《本草汇言》所说"丹参，善治血分，去滞生新，调经顺脉之药也"。故《明理论》亦言："以丹参一物，而有四物之功。补血生血，功过归、地，调血敛血，力堪芍药，逐瘀生新，性倍芎劳。"另外，常用的养血活血药还有当归、川芎、赤芍、红花、蒲黄、鸡血藤、三七等。用药上避免过用破血攻伐之品损伤正气，即使病情需要使用，也应当中病即止。

（2）根据病程及血瘀的程度选择活血化瘀法：消渴早期，血瘀征象不明显时，可用丹参一味，剂量15g左右，通利血脉，防治血瘀的形成；消渴中后期，往往本虚明显，血瘀证表现逐渐突出，可选用桃红四物汤、血府逐瘀汤、补阳还五汤等加减。其中血府逐瘀汤常用于气滞血瘀者，补阳还五汤用于气虚血瘀者，桃红四物汤用于血虚兼有血瘀者。

（3）通络法的应用：消渴病在合并严重并发症或疾病晚期时适当予以活血通络。此时往往痰瘀胶结严重，临床常用地龙、僵蚕、水蛭、蜈蚣、全蝎等，但部分虫类药有毒，须注意斟酌剂量，尽量选择毒副作用小者，以散剂入药为佳。该治法在脑卒中后遗症或严重糖尿病周围神经病变伴随血瘀证者效果较好。

（4）消渴"血瘀证"的治疗要回归到血瘀形成的本质：临床不可单纯地活血，要回归到血瘀形成的本质，通过详细了解患者的病史、发病病因及临床症状，再结合舌脉，进行整体辨证论治后，根据血瘀成因，给予相应的益气养血、行气活血、养阴活血、滋阴清热、清化湿热、温阳通脉、调补脾肾、补益肝肾等治法配合，方能取得较好的临床疗效。

总之，在消渴病的病程中均存在有血瘀的病机，治疗当不忘血瘀的本质，以养血活血为主，调整脏腑气血阴阳虚损，协调阴阳，维持气血运行的通畅。

七、消渴病临证用药经验举隅

周老总结学术思想及临床经验，拟定消渴病常用处方5个，临床应用每每收效。

（1）消渴方一组成：沙参、麦冬、生地黄、玄参、苍术、五味子、葛根、黄连、黄芩、丹参。该方主要针对阴虚燥热型患者，此类患者常见有阴虚体质，如体型多瘦长，性情急躁易怒，常有失眠多梦，面色潮红、咽干口燥等，舌质较红，部分红绛或舌尖红，苔少或剥苔，脉细或数等。此证型在消渴早期或中后期均可见，但后期常兼夹他证或有标实表现。方中由增液汤加减养阴生津，五味子生津止渴，葛根升脾阳、升津舒经，黄连、黄芩清内热去脾胃阴火，丹参活血化瘀防阴虚内热致瘀热内结，方中苍术虽燥，但在大队养阴药中有运脾、防滋腻的作用；体悟李东垣《脾胃论》的理论思想，不忘降阴火，而用黄芩、黄连助内热外散；不忘活血不留瘀，药用丹参功抵四物，可久用而不伤正。

（2）消渴方二组成：太子参、黄芪、苍术、玄参、淮山、山萸肉、沙参、麦冬、生地黄、丹参。此方主要针对气阴两虚型患者，该类患者常见于中后期，多为气虚体质或久病体虚者，如平素倦怠乏力、少气懒言、面色微黄或苍白，常自汗易感冒，时常大便不成形，舌质淡红或淡黯，边有齿痕，脉弱或脉细无力。此型患者十分普遍，常兼见有实证，其气阴两虚的程度根据患者的体质、病情、病程的不同而不同。方中组成由参芪益气健脾，增液汤养阴生津、苍术燥湿健脾敛脾精、玄参滋阴润燥防燥热伤阴，两者配伍不燥不腻，山茱萸补肾、丹参活血化瘀，助气血运行流畅。

（3）消渴方三组成：苍术、黄柏、牛膝、薏苡仁、葛根、茵陈、佩兰、丹参、茯苓、陈皮、半夏。本方主要针对湿热内蕴型患者，其在病程早期多见，常见于湿热体质或嗜食肥甘厚腻及辛辣海鲜或嗜烟酒者，四诊多见平素面垢油光、易生痤疮、口干口苦、口臭、便干、尿赤、或性格急躁、舌红苔黄腻、脉弦者。此型患者在南方十分普遍，各分期中均有，常与气阴两虚证或脾肾亏虚证并见，当湿热等标实去后则渐现气阴两虚等本虚证候。因此临证治疗当注重灵活变通，据湿热所处部位的不同，可采用淡渗利湿、芳香化湿、清热燥湿或健脾化湿等法，也可多种治法配合使用，但湿性黏滞难除，治疗中仍需注重脾胃运化功能的调摄，方能从根本上解决湿热的问题。方中组成有四妙丸善治湿热，导湿热下行；葛根升脾阳，生津止渴；茵陈清热利湿；佩兰芳香化湿；茯苓、陈皮、半夏补脾健运脾胃；丹参活血行瘀，防久病生瘀。

（4）消渴方四组成：白扁豆、白术、茯苓、甘草、桔梗、莲子、党参、砂仁、山药、薏苡仁、陈皮。本方主要针对脾虚湿盛患者，该类患者常见于各期患者，尤其在早期多见，常见有肥胖少动或饮食喜肥甘厚腻者，可见口干不欲饮，面色萎黄、食少便溏或肠鸣泄泻，肢倦乏力，头重如裹，困倦，舌淡红苔白腻脉细或濡或虚缓者。此型常与气阴两虚、脾肾亏虚或湿热内蕴、痰热内阻等证型并见，多为素体脾胃不足、脾胃运化失司，或为过食肥甘厚味而脾胃运化不及，日久脾胃受损所致的虚损症候。临证治疗以补脾胃、益肺气、化湿邪为主，辅以淡渗利湿、清热燥湿等。方由参苓白术散加减，在四君子汤基础上加陈皮、山药、莲子、白扁豆、薏苡仁、砂仁、桔梗而成，在益气健脾渗湿基础上并有保肺之效。全方药性平和、温而不燥，体现了培土生金的治法，非常适合消渴病脾虚湿盛者久服调理。

（5）消渴方五组成：半夏、竹茹、枳实、陈皮、茯苓、桃仁、红花、当归、生地黄、牛膝、川芎、桔梗、柴胡、赤芍、丹参、瓜蒌、甘草。本方主要针对痰瘀互结型患者，该类患者常见于消渴后期，多由于消渴病程日久，脾胃运化不及、脾失健运、水湿内停，或酿成痰湿、阻滞气机，日久导致气血瘀滞、痰瘀互结。此证表现为口干、恶心欲呕、肢体麻木、胸闷多痰、视物模糊、尿中泡沫增多、夜寐欠安，舌紫暗或有斑点，苔腻，脉弦涩者。此型患者大多病情较重且合并多种并发症，常与痰热内蕴或肝郁气滞证型并见。治疗上以化痰逐瘀为主，兼以清热化痰、疏肝行气之法。周老指出，该型患者虽为以痰瘀实邪为病，但其根本多为气血阴阳亏虚，故临床慎用破血攻伐之品，宜中病即止，并适当根据气血阴阳的亏虚配伍补气、养血、滋阴、温阳之品。周老常以血府逐瘀汤合温胆汤加减治疗。温胆汤中半夏、陈皮、生姜偏温，竹茹、枳实偏凉，温凉兼进，令全方不寒不燥，理气化痰以和胃，胃气和降则胆郁得舒，痰浊得去则胆无邪扰。血府逐瘀汤一为活血与行气相伍，既行血分瘀滞又解气分郁结；二是祛瘀与养血同施，则活血而无耗血之虑，行气又无伤阴之弊；三为升降兼顾，既能升达清阳又可降泄下行，使气血和调。

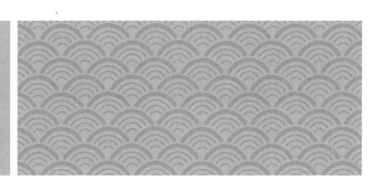

第三章
医案医话

　　周老临床诊治糖尿病患者居多，然糖尿病患者常合并内科系统多种疾病，且病症繁多，临床常见的有消渴病合并心、脾、肺、肾、脑等病症。周老对消渴合并诸症者均有广泛涉猎，临床经验丰富，在消渴病机基础上，结合各个脏腑病变特点，灵活机变，形成了自己的学术特点。现将周老临床诊治消渴病及消渴合并内科各系统疾病的验案整理如下。

第一节　消渴病

一、脾瘅（糖耐量异常）

病案一

姓名：林某易，性别：男，年龄：58岁，籍贯：福建福州。

初诊：2019年2月8日。

主诉：发现血糖升高1月。

简要病史：冠心病史2年，常于活动后出现胸闷，持续数分钟，休息后即缓解，形体稍胖，平素喜甜食，因1月前住院检查后发现餐后2h血糖达10.8mmol/L，诊断"糖耐量异常"，患者要求服用中药控制，遂来就诊。

平素除偶有胸闷外无不适，有时活动后易乏力，睡眠饮食二便正常。舌暗胖大，苔白腻，脉弦滑。

中医诊断：脾瘅合并胸痹——脾虚不运、痰湿闭阻证。

治法：健脾助运，化痰祛浊。

方药：党参15g　　白术15g　　茯苓15g　　陈皮9g

　　　　姜半夏9g　　黄芪15g　　山药15g　　苍术9g

　　　　玄参15g　　瓜蒌15g　　薤白6g　　郁金9g

　　　　丹参15g　　川芎9g　　甘草3g

共14剂，水煎日服1剂，分早晚两次饭后温服。同时嘱咐患者控制饮食，锻炼身体。

二诊（2019年3月4日）：上方服用14剂后，患者自诉胸闷发作较前减少，舌苔转为薄白，嘱继续服用3月后再复查空腹血糖和餐后2h血糖。

三诊（2019年6月2日）：复诊查餐后血糖已恢复正常，胸闷症状未再发作。嘱继续坚持饮食控制和锻炼身体，定期复查。

按语：该患者为冠心病合并糖耐量异常，临床中多见，属于中医"脾瘅、胸痹病"范围。糖耐量异常患者往往临床症状不明显，且以餐后血糖升高为主，病因与脾气虚不能运化水谷精微关系密切，且大部分患者为痰湿体质，部分为阴虚体质。糖耐量异常的中医辨证虽无证可辨，但可根据患者体质因素进行辨证。该患者因平素喜甜食，损伤脾胃，运化失职，痰湿内生，津液不布，故见形体肥胖，乃脾虚湿盛之证；痰浊闭阻，胸阳不振，故见胸闷。治以健脾助运；化痰祛浊。方中党参、白术、茯苓健脾益气；陈皮、半夏理气健脾；黄芪、山药合用健脾胃、促运化、敛脾精、止漏浊；苍术、玄参一润一燥，相互制约，相互促进，得以健脾燥湿；瓜蒌、薤白通阳散结；郁金、丹参、川芎行气活血；甘草调和诸药。诸药合用，健脾化湿为主，兼以活血化瘀。

周老临床诊治消渴病重视从脾论治，用药注重健脾化浊，浊化有助于脾气散精，而对化浊之剂的运用，可根据患者舌苔浊腻、体态肥胖与否等因素酌情选用，多喜用四君子汤、六君子汤、香砂六君子汤及参苓白术散等。

二、消渴病

病案一

姓名：陈某，性别：女，年龄：43岁，籍贯：福建福州。

初诊：2017年8月6日。

主诉：多尿，口干、多饮1年。

简要病史：患者平素嗜食肥甘厚腻，碳水化合物摄入量大，形体肥胖，动则汗出。1年前开始出现多尿，口干、多饮，于当地医院诊断"2型糖尿病"，现规律服用"阿卡波糖、二甲双胍缓释片"控制血糖，餐后血糖控制在8~10mmol/L。辰下：偶有口干，小便频数，大便多不成形，平素月经量少，纳尚可，夜寐安。舌淡胖，苔白滑，脉细。

中医诊断：消渴病——脾虚湿盛证。

治法：健脾化湿。

方药：自拟健脾药膳方。

莲子15g	山药15g	薏苡仁15g
芡实15g	白扁豆15g	糙米 15g

共28剂，水熬煮，代早餐食用。

该患者服上述药膳1月后回访，诸症好转。再守方服药膳2月代早餐食用。

按语：随着人们生活方式的改变，现代人多缺乏运动及喜进食高热量食物，导致超重肥胖的发病率增加，出现胰岛素抵抗，使糖尿病的发病率逐年升高。然而，现在的糖尿病与古代的消渴已经大不相同，古人因缺乏先进的实验室检查，发现糖尿病多属中晚期的阶段，其病机多为阴津亏损，燥热偏盛。而现今多数糖尿病都是先经历肥胖，然后是代谢综合征，最后才出现糖尿病典型的"三多一少"症状。因而，周老认为消渴发病早期多以脾胃受损为主，故而治疗上尤其重视健运脾胃。该患者为消渴早期，表现为脾虚湿盛，故治疗上用药膳调理脾胃，使脾胃功能恢复。药膳方中山药、薏苡仁、芡实是补养气血三宝，三者同气相求，都可健脾益胃，在《神农本草经》中都被尊为上品："凡上品之药，法宜久服，与五谷之养人相佐，以臻寿考。"莲子、白扁豆补脾益气兼祛湿，合糙米共服具有健脾养胃、补中益气的功效。

病案二

姓名：张某力，性别：男，年龄：40岁，籍贯：福建平潭。

初诊：2016年6月22日。

主诉：口干、多饮2月。

简要病史：患者形体肥胖，平素食量大，嗜食肥甘厚腻。2月前出现口干、多饮，怕热，多次测随机血糖大于11.1mmol/L，诊断为糖尿病，现规律服用"二甲双胍缓释片、西格列汀"控制血糖，空腹血糖控制在6~7mmol/L，餐后血糖控制在8~9mmol/L。辰下：口干、多饮，怕热，乏力，小便黄，大便干结，纳寐尚可。舌红，苔黄燥，脉细数。

中医诊断：消渴病——阴虚燥热、气阴两伤证。

治法：益气养阴，清热生津。

方药：知母15g　　　玄参15g　　　生地黄10g　　　生石膏15g（先煎）

麦冬10g　　　太子参9g　　　黄连3g　　　　葛根10g

枳壳10g　　　瓜蒌30g　　　甘草3g

共5剂，水煎日服1剂，分早晚两次饭后温服。嘱：糖尿病饮食，三餐定时定量。

二诊（2016年6月27日）：患者口干多饮，怕热，大便干结较前缓解，仍有乏力，舌红，苔薄白，脉细。考虑患者热盛伤津耗气，里热渐消，但气阴耗伤尚未纠正，故此时治疗上以益气养阴为主。具体方药如下。

太子参15g	麦冬12g	五味子6g	知母10g
玉竹12g	葛根10g	石斛10g	山药10g
甘草3g			

共14剂，水煎日服1剂，分早晚两次饭后温服。患者服药14剂后随访，诸症好转。

按语：该患者以口干、多饮为主症，伴怕热，小便黄，大便干结，结合舌脉，乃消渴病阴虚燥热、气阴两伤证。消渴燥热病邪并非是感受自然界的"燥热"邪气，而是属于内生"五邪"之范畴。《素问·奇病论》曰："夫五味入口，藏于胃，脾为之行其精气，津液在脾，故令人口甘也；此肥美之所发也，此人必数食甘美而多肥也。肥者令人内热，甘者令人中满，故其气上溢，转为消渴"。该患者平素嗜食肥甘厚腻，乃中满内热耗伤阴液所致的阴虚燥热，燥热伤津，气血津液运行障碍，进而导致气阴两伤。治以益气养阴，清热生津。方中生石膏、知母、黄连清热泻火、除烦止渴，玄参、生地黄、麦冬、太子参益气养阴、增液润燥，葛根生津止渴，枳壳、瓜蒌行气通腑、润肠通便，甘草调和诸药。二诊时患者里热渐退，故以益气养阴善后。

病案三

姓名：魏某珍，性别：女，年龄：43岁，籍贯：福建长汀。

初诊：2017年8月6日。

主诉：反复多尿、口干多饮、多食、体重下降4月。

简要病史：患者平素喜食辛辣刺激。4月前出现口干、多饮，多食、易饥，尿量较前明显增多，夜尿2~3次，体重减轻约10kg。2天前于当地社区医院查空腹血糖17mmol/L，餐后2h血糖26mmol/L，予口服及静滴药物治疗症状稍改善（具体不详），今求诊我院，查空腹血糖15.2mmol/L，快测餐后2h血糖19mmol/L，糖化血红蛋白13.20%，遂收治入院治疗。辰下：多尿、口干口苦、多食，身重疲乏，不欲饮食，寐尚可，大便干结。舌红，苔黄腻，脉弦滑。

中医诊断：消渴病——湿热内蕴证。

治法：清热利湿。

方药：苍术 6g　　　川黄柏 10g　　怀牛膝 15g　　山药 15g

　　　薏苡仁24g　　茯苓 15g　　　白术 10g　　　陈皮 9g

　　　煮半夏 9g　　茵陈15g　　　佩兰10g　　　甘草 3g

共7剂，水煎日服1剂，分早晚两次饭后温服。

西医予重组人胰岛素+甘精胰岛素皮下注射强化治疗控制血糖。

二诊（2017年8月15日）：患者症状明显改善。舌红、苔薄黄腻，脉弦滑，继续原方案续进7剂。

三诊（2017年8月23日）：患者多尿、口干口苦、多食症状明显改善，舌淡红、苔薄白根稍腻，脉弦细。予守上方去茵陈、佩兰，续服14剂巩固疗效。其间出现汗出、手抖饥饿感明显，考虑为低血糖，逐渐减少胰岛素用量改为口服降糖药方案。经过3周治疗，患者血糖控制在正常范围，出院后予二甲双胍缓释片及阿卡波糖口服控制血糖在正常范围。

按语：患者因长期过食辛辣香燥致损伤脾胃，运化失职，水液代谢失常，湿浊内生，酿生湿热，热邪伤津故口干多饮；胃火炽盛，腐熟水谷之力强，故多食易饥；脾胃运化失职，水谷精微下注故多尿；水谷精微耗损太过，不能濡养肢体，见消瘦；舌红苔黄腻、脉弦滑为湿热内蕴之象。湿热内蕴、升降失调，湿郁则为热，热蒸更为湿，治以清热化湿，方以苍术、薏苡仁、黄柏、牛膝导湿热下行，陈皮、半夏燥湿健脾，山药、茯苓、白术健脾益气，茵陈、佩兰清热化湿，甘草调和诸药。三诊时患者诸症好转，舌苔稍腻，予去清热利湿之茵陈、佩兰。现今生活方式改变，一方面人们饮食肥甘厚味导致营养过剩，另一方面因工作压力大等情志致病因素持续增加，一旦伤于饮食、情志或劳累，损伤脾胃，脾运化失司，致水谷精微津液不化，输布失常，水湿内生，郁而化热致湿热内蕴。因而，临床湿热内蕴型消渴亦多见，重视从脾论治，并随证加减，往往可获效。

病案四

姓名：郭某雄，性别：男，年龄：60岁，籍贯：福建福州。

初诊：2017年03月05日。

主诉：发现血糖升高半年。

简要病史：半年前于外院查空腹血糖7.8mmol/L，餐后2h血糖13.0mmol/L，糖化血红蛋白7.2%，平素配合饮食控制，曾服用二甲双胍0.5g bid控制血糖，后因血糖偏低，改为二甲双胍缓释片0.5g qd控制血糖，查空腹血糖6.8mmol/L，餐后2h血糖10.3mmol/L，遂自行停用降糖药物。近期出现口干多饮、身重、脘痞、便秘，小便正常，纳寐尚可。舌红，苔黄腻，脉滑数。

中医诊断：消渴病——湿热内蕴证。

治法：清热化湿。

方药：四妙散加减。

苍术6g	黄柏9g	牛膝15g	薏苡仁15g
茵陈15g	佩兰10g	法半夏9g	茯苓15g
陈皮9g	葛根15g	竹茹9g	知母9g

枳壳9g 瓜蒌30g 甘草3g

共7剂，水煎日服1剂，分早晚两次饭后温服。

二诊（2017年3月12日）：服药后患者脘痞、便秘较前好转，查空腹血糖6.0mmol/L，餐后2h血糖7.8mmol/L。辰下：口干多饮，舌淡红苔薄黄腻，脉滑数。效不更方，予中药守上方加石斛15g益胃生津、滋阴清热，续服7剂。

三诊（2017年3月20日）：诸症缓解，仍有口干，舌红苔薄白脉细，考虑患者湿热之邪减退，改拟方为生脉六味汤加减，具体方药如下。

太子参15g 黄芪15g 麦冬10g 生地黄15g

山药15g 丹参15g 枸杞子10g 茯苓15g

苍术6g 玄参15g 山茱萸10g 甘草3g

共14剂，水煎日服1剂，分早晚两次饭后温服。后随访患者诉诸症好转，复测血糖在正常范围，未服用降糖药物，长期以中药治疗，配合饮食及运动控制。

按语：该患者发现血糖升高半年，因自行停药后出现口干多饮、身重、脘痞、便秘等症状，观其舌脉，辨证属中医"消渴病——湿热内蕴证"。方以四妙丸原方清热利湿，茵陈、佩兰加强清热化湿之力，二陈汤健脾祛湿，葛根、竹茹、知母滋阴清热、生津止渴，加枳壳、瓜蒌行气通腑，润肠通便。全方合用清热祛湿，生津止渴，润肠通便。三诊时患者湿热之邪减退，仍有口干，舌淡红苔薄白脉细，考虑为湿热日久，气阴耗伤，故治疗上改予生脉六味汤益气养阴。福州乃湿热之地，加之当地人多喜食海鲜、甜食，故湿热型糖尿病在临床亦多见，辨证首先在于辨本虚标实的程度，其次辨湿热的偏胜程度。在辨证上重舌诊，其中舌苔黄腻是湿热证的最突出特征，是诊断的主要依据，根据苔色白、黄腻、灰黑反应热象依次加重，根据舌苔的厚薄反应湿邪的轻重。此外，湿热病和脾胃密切相关，湿热日久，难免耗伤气阴，湿热之邪祛除后，应酌加黄芪、山药、知母、天花粉等补气养阴之品；也可根据病情配合黄芪、六君子汤健脾益气善后巩固治疗。

病案五

姓名：李某，性别：女，年龄：56岁，籍贯：福建福州。

初诊：2018年6月24日。

主诉：口干多饮、四肢困重2个月。

简要病史：患者平素喜食肥甘厚腻之品，形体偏胖，糖尿病病史10余年，平素予口服降糖药物治疗，现空腹血糖控制在7~9mmol/L。患者诉近2月来口干，但不欲饮，四肢困重，纳可，寐安，大便溏，小便调。舌淡，红苔白腻，脉滑。

中医诊断：消渴病——脾虚湿盛证。

治法：健脾祛湿。

方药：参苓白术散加减。

党参24g	白术15g	茯苓15g	白扁豆15g
陈皮9g	山药15g	薏苡仁24g	砂仁6g^{（后下）}
木香6g	藿香10g	佩兰6g	葛根15g
甘草3g			

共7剂，水煎日服1剂，分早晚两次饭后温服。

二诊（2018年7月2日）：患者诉口干减轻，肢体困重好转，二便调，舌红，苔薄白，脉细。考虑患者服上方后湿邪渐祛，故予去上方之藿香、佩兰，加天花粉15g生津止渴，续服14剂。后复诊患者诉诸症好转。

按语：当今社会满足食欲的条件已超成熟，故消渴患者多见肥胖。脾虚湿盛型消渴则多见于肥胖及老年人。过食肥甘厚味使脾胃受损，嗜食生冷则直折脾阳，导致脾胃升降功能受损。脾胃，土也，为后天之本，诸脏腑百骸受气于脾胃而后强。脾失健运则水谷不化，湿浊中生，互结为患。治脾者，应补其虚，除其湿，行其滞，调其气，应根据本虚标实之轻重灵活用药。该患者乃脾虚湿盛型消渴，方以参苓白术散加减，方中党参、扁豆、山药、陈皮、薏苡仁甘补脾胃、祛湿和中；白术、茯苓燥渗利湿；葛根升清阳、止烦渴；藿香、佩兰、木香、砂仁辛香醒脾；诸药合用，为益中气健脾胃之良方。全方性味平和，温而不燥，补而不腻，既能益气健脾又能生津止渴。参苓白术散首载于《太平惠民和剂局方》，为临床上治疗脾虚夹湿泄泻的常用方，但没有泄泻的时候也可应用，前提是符合太阴病的痰饮水湿证，周老临证多以参苓白术散化裁用于消渴病脾虚湿盛证，收效甚佳。

病案六

姓名：陈某庭，性别：女，年龄：70岁，籍贯：福建漳州。

初诊：2016年6月24日。

主诉：口干、多饮、多尿6月余。

简要病史：患者平素喜食点心糕点等甜食。6月前出现口干、多饮、多尿，自觉乏力，于外院检查发现血糖升高（具体不详），诊断2型糖尿病，予"格列齐特缓释片、阿卡波糖"降糖，近期自测餐后血糖波动于9.5~11.5mmol/L，上述症状未见明显好转。辰下：多尿、口干多饮，乏力头晕，时有腰酸，纳寐尚可，大便通。舌淡红，少苔，脉细弱。既往高血压病史5年。

中医诊断：消渴病——气阴两虚证。

治法：益气养阴，生津止渴。

方药：生脉六味汤加减。

太子参15g	黄芪15g	麦冬15g	五味子6g

山药15g　　　枸杞子9g　　　菟丝子15g　　　玄参15g

生地黄15g　　　天花粉15g　　　葛根15g　　　甘草3g

共7剂，水煎日服1剂，分早晚两次饭后温服。

二诊（2016年7月2日）：自诉服药后乏力、口渴较前改善，舌淡红苔白，脉细。守上方续进14剂。后随访，患者诉诸症好转。

按语：该患者为老年女性，年逾七旬，肝肾亏损，气阴不足，凤嗜膏粱厚味，酿生内热，耗伤气阴，阴虚则生内热，热烁津液则口干多饮；在肾则固摄无权，故多尿。肝肾不足，故见乏力、腰酸。《医贯·消渴论》指出"脾胃既虚，则不能敷布津液，故渴；气虚则乏力困倦，清阳不升则头晕"。结合患者舌脉，乃消渴病气阴两虚证。治以益气养阴，生津止渴。方以生脉六味汤加减，方中太子参、麦冬、五味子益气养阴，加黄芪、山药补气健脾，患者兼有乏力腰酸，考虑肾阴不足，加予枸杞子、菟丝子滋阴补肾，加玄参、生地黄合麦冬乃增液汤方，配伍天花粉、葛根滋阴益气，生津止渴，甘草调和诸药。消渴病乃慢性久病，故临床用药强调中正平和、以平为期，少用攻逐峻猛之品，认为缓图基效，方能取得满意效果。

病案七

姓名：潘某珠，性别：女，年龄：61岁，籍贯：福建厦门。

初诊：2019年3月12日。

主诉：反复口干多饮、多尿12年，加重3天。

简要病史：12年前出现口干多饮、多尿，伴消瘦、乏力，无易饥多食，无怕热、多汗，无心悸、腹泻。后就诊当地医院确诊为2型糖尿病，予"格列齐特、阿卡波糖"控制血糖，平素未规律监测血糖，血糖控制情况不详。3天前上述症状加重，夜尿5~6次，伴手足心热，心烦，纳尚可，寐欠佳，大便2~3日一行。舌质红，少苔，脉细数。

中医诊断：消渴病——肾阴亏虚证。

治法：滋阴补肾。

方药：
生地黄24g	山药15g	山茱萸12g	泽泻10g
牡丹皮6g	茯苓15g	玄参15g	麦冬15g
益智仁9g	酸枣仁15g	知母9g	黄柏9g
菟丝子15g	火麻仁24g	玉竹15g	甘草3g

共7剂，水煎日服1剂，分两次早晚饭后温服。

二诊（2019年3月20日）：患者诉服药后口干多饮、多尿明显好转，睡眠改善，大便1~2日一行，但仍感乏力明显。舌质红，少苔，脉细。患者症状好转，睡眠改善，考虑虚火已清，但阴虚之本质仍在，故予前方加减化裁，去清热之知母，加黄精10g益肾养阴，玄参15g滋阴增液。续服14剂后病情明显改善，后门诊定期配合中药治疗。

按语： 患者消渴日久，加之年至花甲，肾阴亏虚，失于固摄，故见多尿、夜尿频多；肾阴为一身阴液之根本，阴液亏虚不能上承于肺，故口干多饮；阴虚火旺故见手足心热、心烦，夜寐欠佳。阴虚耗伤津液，大肠传导失司，故见大便秘结。结合舌红、苔少、脉细数为肾阴亏虚、虚热内扰之象。故治以滋阴补肾，兼清虚火，方中生地黄、山茱萸、牡丹皮、泽泻、茯苓、山药乃六味地黄丸原方滋阴补肾，三补三泻，其中补药用量重于"泻药"，是以补为主；肝脾肾三阴并补，以补肾阴为主，且药性平和，久服而不伤正；知母、黄柏滋阴清热；玄参、麦冬、玉竹益气养阴、生津止渴；菟丝子、益智仁补肾助阳、益精缩尿；酸枣仁养心安神；火麻仁润肠通便。全方合用，标本兼顾，滋阴补肾，宁心安神。消渴日久，阴虚为本，燥热为标，治疗上除了治疗标证，更应该治病求本，以滋阴为主，临床多以六味地黄丸为主方，随证配伍加减，往往可获良效。

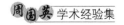

病案八

姓名：刘某银，性别：女，年龄：65岁，籍贯：福建福州。

初诊：2016年5月12日。

主诉：发现血糖升高3年，口干多饮、多食2周。

简要病史：平素饮食量大，多食易饥，喜辛辣食品，3年前发现血糖升高，平素自服"格列齐特缓释片"降糖，未规范诊治。未监测血糖。2周前出现口干多饮、多食，手足心发热，神疲乏力，多梦，大便干结，小便正常。舌红，苔薄黄，脉细数。

中医诊断：消渴病——阴虚火旺证。

治法：滋阴降火。

方药：
太子参15g	麦冬15g	五味子6g	北沙参15g
天花粉15g	生地黄15g	玄参15g	苍术6g
葛根15g	黄连3g	黄芩9g	丹参15g
地骨皮9g	知母10g	甘草3g	

共7剂，水煎煮，每日1剂，早晚饭后温服。

二诊（2016年5月20日）：患者口干多饮、多食、手足心热、大便干结等均较前缓解，仍觉乏力。舌红苔转白，脉细。考虑内热渐去，气阴两虚仍需调养，予上方去黄连，加黄芪30g益气、茯苓15g健运脾胃、山药20g滋阴固肾。续服7剂，水煎煮，早晚饭后温服。

三诊（2016年5月28日）：患者乏力感明显好转，口干多饮多食已无，诸症好转，上方继续服用14剂后诸症皆消。

按语：李东垣在《脾胃论》中提到"今饮食损胃，劳倦伤脾，脾胃虚则火邪乘之，而生大热，当先于心分补脾之源，盖土生于火，兼于脾胃中泻火之亢甚，是先治其标，后治其本也"。该患者年老消渴病久，加之脾胃受损，气血阴精亏损，故见神疲乏力；阴虚火旺，上蒸肺胃，肺胃热盛，故口干、多饮、多食；虚热内扰，心神不宁，故见手足心热、多梦；热邪耗伤津液，肠道失濡，故见大便干结。舌红苔薄黄脉细为阴虚火旺之征。治以益气养阴，滋阴清热。方以太子参、麦冬、五味子益气养阴，生地、玄参、沙参滋阴清热，天花粉、葛根生津止渴，地骨皮、知母清透虚热；黄连、黄芩降脾胃阴火，丹参活血化瘀，防虚热日久生瘀。苍术性燥，苍术入于大队养阴清热药中使其滋而不腻，乃去其短而取其长。二诊时患者内热渐祛，以益气养阴为主，故用药加强健脾益气、养阴生津之功效。全方正是脾胃论中"补脾土、升脾阳、泻阴火"理论的体现。

三、消渴病肾病

病案一

姓名：张某芩，性别：女，年龄：50岁，籍贯：福建福州。

初诊 2016年5月12日。

主诉：反复多尿、口干多饮6年，双下肢水肿1月。

简要病史：6年前多食甜食后出现口干多饮、多尿，乏力，就诊当地医院确诊为2型糖尿病，予"二甲双胍缓释片、阿卡波糖"控制血糖至今，间断服药，平素未规律监测血糖，血糖控制情况不详。1月前出现泡沫尿，夜尿次数增多，双下肢轻度水肿，查"尿常规：尿蛋白2+；肾功能：正常"。辰下：多尿、口干多饮，双下肢轻度水肿，尿中泡沫，睡眠不佳，大便尚调。舌淡暗，苔薄白，脉细。

中医诊断：消渴病肾病——气阴两虚证。

治法：健脾益气，养阴活血。

方药：生脉六味汤加减。

太子参15g　　生黄芪30g　　五味子6g　　玄参9g

麦冬15g	生地黄15g	茯苓15g	山药15g
山茱萸9g	苍术9g	枸杞子9g	葛根15g
丹参15g	赤芍9g	益母草15g	

共7剂，水煎日服1剂，早晚温服。

二诊（2016年5月20日）：患者诉多尿、口干多饮、下肢水肿、泡沫尿较前好转，但睡眠不佳，舌淡暗，苔薄白，脉细。中医继上方加首乌藤24g、合欢皮24g宁心安神，再服14天。

三诊（2016年6月4日）：患者诉诸症均较前改善，舌红苔薄白，脉细。改为六味地黄丸口服调理1月，复查尿常规示尿蛋白转阴性。

按语：该患者以多尿、口干多饮、双下肢水肿为主症，结合其四诊信息，属中医"消渴病肾病"。该患者因饮食不节，损伤脾胃，脾失健运，津液不布，故见口干多饮。脾不能运化水谷精微，导致水谷不化直趋向下，故见多尿、尿中泡沫。脾虚湿盛，水湿浸渍肌肤，故见双下肢水肿。化源不足，脾气亏虚，日久气阴两虚，故见舌淡暗、苔薄白、脉细。方以太子参、麦冬、五味子益气养阴，黄芪大补元气，玄参、生地黄增液润燥，茯苓、山药、山茱萸、枸杞子补脾益肾，苍术燥湿健脾，葛根生津止渴，丹参、赤芍、益母草活血通经。全方共奏健脾益气、养阴活血之功。

周老指出，尿蛋白为人体精微精华之物，究其原因，一是脾肾亏虚失于固摄，二是瘀血阻滞不通、精微不归正路而丢失。治疗上应当补脾肾以摄精微，多选用黄芪、党参、太子参、山萸肉、山药、菟丝子等，同时化瘀血以通道路，但此期患者正气虚衰，本虚标实，慎用破血化瘀，宜选用比较缓和的活血化瘀药，如益母草、丹参、赤芍、桃仁、红花等。

病案二

姓名：叶某炳，性别：男，年龄：79岁，籍贯：福建福州。

初诊：2021年2月20日。

主诉：反复多尿、口干多饮28年，泡沫尿5年。

简要病史：28年前出现多尿，口干多饮，于当地社区医院诊断"2型糖尿病"，予口服药物治疗，配合饮食、运动控制，血糖控制情况不详。其后自行停止服用西药治疗，改为单纯中药控制血糖。5年前多尿、口干多饮较前加剧，泡沫尿，夜尿4~5次/晚，小便余沥不尽，于我科查肾功能：正常，尿白蛋白1+，诊断"2型糖尿病肾病"，目前规律门诊中药治疗，未服降糖药，偶尔自测空腹血糖波动在6~7mmol/L，餐后2h血糖波动在7~8mmol/L，血糖控制稳定。辰下：多尿、口干多饮，泡沫尿，纳寐可，大便每日一次，小便如上述。舌质淡，少苔，脉细。

既往有前列腺增生及高血压病史。

中医诊断：消渴病肾病——气阴两虚证。

治法：益气养阴，补肾固精。

方药：生脉六味汤加减。

太子参30g	北沙参15g	黄芪30g	玄参15g
麦冬10g	知母9g	干石斛10g	五味子6g
枸杞子15g	金樱子肉15g	芡实15g^(杵碎)	桑螵蛸9g
覆盆子9g	山萸肉9g	山药15g	丹参15g
生地黄15g	甘草3g		

共15剂，水煎煮，餐后内服，每日2次。

二诊（2021年3月11日）：患者诉泡沫尿、口干多饮较前缓解，夜尿2~4次/晚，小便余沥不尽，故予中药守上方去五味子、生地黄，加茯苓、泽泻、白术、车前子加强利尿通淋的作用，续服14剂。

三诊（2021年3月27日）：服药后无明显口干多饮，泡沫尿减少，夜尿2次，小便通畅，舌淡苔薄白，脉细。继续予初诊方服用14剂后诸症好转。后定期门诊予中药治疗，未服用降糖药物，血糖尚可，尿蛋白复查阴性。

按语：《圣济总录》中所提出"消肾"之病名，"消渴病久，肾气受伤，肾主水，肾气虚衰，气化失常，开阖不利，能为水肿。"《诸病源候论》中亦曰："消渴其久病变，或发痈疽，或成水疾。"消渴病肾病乃消渴病发展而来，由先天禀赋不足、脏腑柔弱、阴虚燥热、气阴两虚为原由，阴亏日久，阴虚则生内热，燥热内生，再耗气伤阴，如此循环往复，必穷及本源，损及肾阴，耗其肾气而发为本病。该患者即消渴久病，气阴两虚，累及肾脏，以致精微不归正路而发病。治以益气养阴，补肾固精。方以生脉六味汤为主方，更加芡实、金樱子、桑螵蛸、覆盆子以助涩精止遗，防饮食精微的漏泄，进而达到改善尿蛋白的作用。配伍丹参是因其现代药理研究表明，其能改善微循环而具有保护肾功能作用。二诊时患者诉小便余沥不尽，考虑肾气不足，膀胱失于气化，加予白术、泽泻、车前子利尿通淋而治其标。全方合用，扶正为主，兼以祛邪、益气养阴、补肾固精。

病案三

姓名：陈某碧，性别：女，年龄：65岁，籍贯：福建福州。

初诊：2020年10月26日。

主诉：反复多尿、口干多饮23年，颜面及双下肢水肿10天。

简要病史：23年前出现多尿、口干多饮，诊断"2型糖尿病"，目前予"优泌乐25"皮下注射控制血糖。10天前上述症状加剧，口干欲温饮，伴颜面及双下肢水肿，夜间阵发性胸闷、气促，畏寒肢冷，身重乏力，手足麻木、疼痛，面色晦暗，饮食尚可，睡眠欠佳，夜间小便4~5次，大便日一次。舌紫暗，苔白腻，脉细。

查体：腰骶部凹陷性水肿，双下肢中度凹陷性水肿。

辅助检查：尿常规示：尿糖1+，尿蛋白2+。肾功能：肌酐120μmol/L↑。

既往史：高血压病22年；冠心病7年；慢性心力衰竭3年。

中医诊断：消渴病肾病——阳虚血瘀，水湿泛滥证。

治法：温补脾肾，活血化瘀，化湿降浊。

处方：

制附子9g	干姜9g	生黄芪30g	薏苡仁24g
苍术6g	白术15g	丹参15g	熟大黄6g
车前子15g	泽泻15g	仙灵脾9g	桃仁9g
红花9g	葶苈子9g	泽兰10g	益母草15g

共7剂，水煎日服1剂，早晚温服。配合西药降糖、降压，利尿减轻心脏负荷，抗血小板聚集等治疗。

二诊（2020年11月4日）：上方服用7天后，患者颜面及双下肢水肿、胸闷气促较前减轻，仍有手足麻木感，觉胃脘闷。舌紫暗，苔白稍腻，脉细。上方加厚朴10g行气消导。续服用7剂。

三诊（2020年11月13日）：患者水肿明显消退，无口干、胸闷、气促，手足麻木感减轻，但诉大便不畅，3日未行。舌紫暗苔白腻，脉细。予去上方葶苈子、泽兰，考虑补益药量大，脾胃气机壅滞，将黄芪减为15g，加玄参15g制约苍术之燥，滋润脾阴，另加枳壳9g、火麻仁24g润肠通便。

上方再服7剂后，诸症渐消，体力恢复，配合西药内科综合治疗后血糖趋于平稳。

按语：此例为消渴并发胸痹、水肿、喘证、痹证等病，患者病程长、病情复杂，虚实夹杂，心脾肺肾皆虚，阳虚水停，津液不布，水湿泛滥，故见颜面及肢体水肿，水凌心肺，故见胸闷、气促。阳虚血行不畅易生血瘀，病久入血入络，故见肢体麻木、疼痛。阳气虚衰，肢体失于温煦，故见畏寒肢冷。结合患者舌紫暗、苔白腻、脉细，乃阳虚血瘀、水湿泛滥之证。治疗当以标本兼治，治理水饮、血瘀同时，重视温阳、补益脾肾。方中制附子、干姜补火助阳，生黄芪、薏苡仁、苍术、白术益气健脾、燥湿和中，仙灵脾温肾壮阳，熟大黄化瘀通经、泻下祛浊，车前子、泽泻利水渗湿，使邪有出路。桃仁、红花、丹参活血化瘀。配伍葶苈子泻肺降逆，泽兰、益母草活血通经，利尿消肿。全方合用，具有温补脾肾、活血化瘀、化湿降浊之功。消渴病肾病发展到一定阶段即有水肿出现，而且随着病程的发展，水肿常常反复发作，故而利水消肿是常用的治法之一。但需注意消渴病肾病患者正虚之体，不耐峻药猛攻，当以甘淡药物为主扶正祛邪，如生黄芪、茯苓、生薏苡仁可健脾利水，猪苓利水不伤阴，冬瓜皮、车前子、泽泻、益母草利水消肿等。同时，在治疗过程中，强调先实脾后脾肾双补，特别是在消渴中后期，脾肾之阳虚衰，在脾土虚衰的情况下，健脾可强于养肾，此乃"以后天养先天"，故多能取得明显效果。

病案四

姓名：丁某，性别：男，年龄：75岁，籍贯：福建福州。

初诊：2018年8月20日。

主诉：反复多尿10余年，双下肢水肿1月。

现病史：10余年前出现多尿，夜尿频多，伴腰酸乏力，就诊我院诊断为"2型糖尿病"，现予"诺和锐30"皮下注射控制血糖。1月来夜尿频数，双下肢水肿，伴泡沫尿，头晕，四肢不温，腰酸乏力，大便干结，小便量少。舌淡暗，有瘀点，脉沉细。

辅助检查：尿常规示：尿糖2+，尿蛋白2+；肾功能：肌酐168μmol/L↑。

中医诊断：消渴病肾病——脾肾两虚、水瘀互结证。

治法：健脾补肾，活血利水。

方药：金匮肾气丸加减。

生地黄15g	山茱萸9g	茯苓15g	山药15g
党参15g	生黄芪30g	枸杞子9g	附子10g

丹参 30 g	桃仁 9 g	桂枝 10 g	猪苓 20 g
苍术 10 g	泽泻 10 g	车前子 10 g	菟丝子 15 g
制大黄 6g	益母草 15g		

共7剂，水煎日服1剂，分早晚两次饭后温服。

二诊（2018年8月28日）：药后大便得畅，夜尿次数减少，水肿减退，腰酸乏力、头晕减轻，仍四肢不温，舌淡暗，有瘀点，脉沉细。故予中药守方去制大黄，续进14剂。后患者双下肢水肿消退，诸症好转。

按语：《金匮要略》言："虚劳，腰痛，少腹拘急，小便不利者，肾气丸主之。"该患者糖尿病病史10余年，1月前出现双下肢水肿，泡沫尿，符合中医"消渴病肾病"范畴。患者因消渴日久，致脏腑阴阳气血虚衰，肾虚则命门火衰，开阖失司，不能温蒸化气行水；脾失命火之温煦，则运化不济，制水不利，水饮内停，泛滥周身。结合其舌脉，属脾肾两虚、水瘀互结证。方以金匮肾气丸温补肾阳、行气利水。方中黄芪、党参益气健脾；丹参、桃仁、益母草活血化瘀；枸杞子、菟丝子平补阴阳；泽泻、猪苓、车前子利水消肿，使邪有出路。全方合用，健脾补肾，活血利水。

周老指出，此病本以脾肾亏虚为主，标实责之瘀血、水湿、浊毒三者为患。治当权衡标本缓急，治以温阳益气、健脾补肾，扶本为主，佐以活血泄浊、利水消肿治标为辅，标本同治。金匮肾气丸、真武汤、苓桂术甘汤为周老常用方，用药多选附子、黄芪、淫羊藿、补骨脂、桂枝温阳益气，于阳中求阴；枸杞子、黄精、山药、生地黄、山茱萸、牡丹皮育阴生津，于阴中求阳；配合化痰除湿或化瘀通络之品，往往能收到满意的效果。

四、消渴痹症

病案一

姓名：李某阳，性别：男，年龄：58岁，籍贯：福建三明。

初诊：2016年6月5日。

主诉：反复双下肢末梢麻木疼痛1年。

简要病史："糖尿病"病史10余年，现服用"二甲双胍、吡格列酮"控制血糖，配合饮食及运动控制，未监测血糖。1年前出现反复双下肢末梢麻木疼痛，夜间明显，如蚁行感，纳差，寐一般，二便调。舌暗红，苔白，脉沉细。

中医诊断：消渴痹症——气虚血瘀证。

治法：益气活血通络。

方药：补阳还五汤加减。

黄芪30g	赤芍12g	川芎12g	当归尾6g
地龙10g	桃仁10g	红花6g	杜仲12g
川牛膝12g	熟地黄9g	山茱萸9g	山药9g
延胡索9g			

共14剂，水煎日服1剂，分早晚两次饭后温服。

二诊（2016年6月20日）：患者双下肢麻木疼痛缓解，舌暗红苔薄黄脉沉细，诉大便干硬难排，在原方基础上黄芪减量至15g，加瓜蒌30g、火麻仁24g润肠通便。续服14剂。

三诊（2016年7月5日）：患者复诊时大便通，双下肢末梢麻木疼痛消失，诸症好转，故予去瓜蒌，续服二诊方2周以巩固疗效。

按语：糖尿病周围神经病变是糖尿病的常见的并发症之一，属中医"消渴痹症、血痹"范畴，脉络不通是其病机基本特点。消渴日久，气阴两虚，导致血行不畅，瘀血阻络，故见肢体末梢麻木疼痛。该患者为气虚血瘀所致痹症，治疗上以补阳还五汤为主方，加川牛膝活血祛瘀，延胡索行气止痛，熟地黄、山茱萸、山药补益脾肾以固其本。消渴痹症的治疗，依其病机选用活血通络之药为主，但破血药物老年人不宜久用，本虚者破血之品亦需慎用，因峻猛之品过用易伤及脾胃，导致脾胃之气愈虚，则损伤根本。临证治疗上多选用活血之品中药性平和者，常在益气健脾基础上，常佐以丹参、当归、川芎、赤芍、鸡血藤等活血化瘀之药，或僵蚕、地龙等通络之品。若病久出现肢麻、冷、不温等阳气不足、脉络不通者，可予温补肾阳药物。

病案二

姓名：陈某先，性别：男，年龄：67岁，籍贯：福建福州。

初诊：2019年2月15日。

主诉：反复口干多饮、多尿8年，双下肢末梢麻木半年。

简要病史：8年前出现口干多饮、多尿，夜尿2~3次，半年内体重下降6kg，就诊当地医院确诊为2型糖尿病，予"格列齐特、二甲双胍缓释片、阿卡波糖"控制血糖。半年前上述症状再发，双下肢末梢麻木，夜间明显，伴乏力，纳寐可，二便正常。舌暗红，苔薄白，脉细数。

中医诊断：消渴痹症——气阴两虚，脉络瘀阻证。

治法：益气养阴，活血通络。

方药：党参15g   黄芪24g   生地黄15g   麦冬10g

       黄精15g   茯苓15g   川芎10g   当归尾9g

       地龙15g   赤芍9g   桃仁15g   红花6g

       丹参12g   牛膝15g   甘草3g

共14剂，水煎日服1剂，分早晚两次饭后温服。

二诊（2019年3月1日）：患者诉服药后下肢麻木好转，口干多饮、多尿改善，仍感乏力。舌暗红，苔薄白，脉细。效不更方，守方续进，生地黄易熟地黄15g以补肾固本，续服14剂。后复诊患者诉无明显双下肢麻木，调整降糖方案后血糖控制平稳。

按语：患者以口干多饮、多尿，双下肢末梢麻木为主症，属中医学"消渴痹症"。患者年至花甲，脾肾亏虚，膀胱失于固摄，故见多尿；运化失常，津液失于输布，故口干多饮；消渴日久，气血亏虚，血行不畅，日久成瘀，瘀阻络脉，故见肢体麻木。结合患者舌脉，乃气阴两虚，脉络瘀阻证，属由虚致实，乃本虚标实，治以益气养阴，活血通络。方中黄芪、党参、白术、茯苓益气健脾；生地黄、麦冬、黄精养阴生津；川芎、桃仁、红花行气活血；当归尾养血活血；赤芍、丹参、牛膝、地龙活血通经，诸药合用，治瘀血阻络之标，固气血双亏之本。再诊时患者症状改善，效不更方，守方续进，续予活血化瘀，考虑患者病久气阴两虚，故治疗上重视补脾益肾以固本。

病案三

姓名：陈某，性别：男，年龄：56岁，籍贯：福建福州。

初诊：2019年5月6日。

主诉：反复口干多饮、多食易饥10年，双下肢麻木3月。

简要病史：10年前因多食甜食滋腻食物后出现口干多饮，多食易饥，伴乏力，就诊我院，诊为"2型糖尿病"，现予"优泌乐25 早晚餐前皮下注射"控制血糖。3月前上述症状加重，伴口苦，双下肢麻木，寐欠安，纳可，大便4~5日一行。舌暗红，苔黄腻，脉滑。

中医诊断：消渴痹症——湿热痹阻证。

治法：清热祛湿，活血化瘀。

方药：四妙散加减。

苍术6g	黄柏9g	川牛膝15g	薏苡仁24g
茵陈15g	佩兰10g	茯苓15g	丹参15g
桃仁9g	赤芍9g	川芎15g	地龙10g

首乌藤15g　　　合欢皮15g　　　枳壳9g　　　　瓜蒌30g

火麻仁24g　　　大黄6g^(后下)　　甘草3g

共7剂，水煎日服1剂，分早晚两次饭后温服。

二诊（2019年5月15日）：服药后口干多饮、肢体麻木较前好转，口苦改善，大便通。舌质暗红苔腻脉滑。考虑大便通，故守上方去苦寒泻下之大黄，防用药过度而泻下伤正，续进14剂。后患者复诊诉诸症好转，精神舒畅。

按语：患者因饮食不节，嗜食肥甘厚腻，伤及脾胃，积热于胃，胃火炽盛，腐熟水谷力强，时欲水谷以资充填，但所食之物随火而化，故多食而善饥。脾胃受损，运化失司，湿邪郁而化热，津不上承，故见口干多饮、口苦。湿热内蕴，日久致气血运行不畅，瘀血内生，阻滞经络，故见下肢麻木，舌暗红苔黄腻脉滑为湿热痹阻之征。治以清热化湿，活血化瘀。方拟四妙散加减，方中苍术、黄柏、川牛膝、薏苡仁清热祛湿，茵陈、佩兰清利湿热、醒脾开胃，桃仁、红花、丹参、赤芍、川芎、地龙活血化瘀通络，首乌藤、合欢皮宁心安神，枳壳、大黄行气通腑，火麻仁、瓜蒌润肠通便，甘草调和诸药。患者复诊时诸症好转，大便已通，湿热之邪虽从大便去，但此时切勿过用大黄，谨防通泄太过耗气伤津。

病案四

姓名：陈某火，性别：男，年龄：66岁，籍贯：福建福州。

初诊：2018年5月13日。

主诉：反复多尿、口干多饮8年，双下肢灼热疼痛半年。

简要病史：8年前出现多尿、口干多饮，就诊外院，诊为"2型糖尿病"，现予"二甲双胍、格列齐特缓释片"控制血糖。近半年来，出现双下肢灼热疼痛，予"甲钴胺片，尼麦角林"营养神经治疗后无明显好转。

辰下：双下肢灼热疼痛，伴肢体麻木感，口干，大便干结。舌暗红，苔薄黄，脉细数。

中医诊断：消渴痹症——阴虚火旺、瘀血内阻证。

治法：滋阴清热，活血通络。

方药：知柏地黄丸加减。

知母9g	黄柏9g	生地黄24g	牡丹皮9g
山药15g	山茱萸9g	泽泻10g	山药10g
玄参15g	麦冬15g	木瓜15g	牛膝15g
丹参15g	赤芍10g	白芍10g	地龙9g
延胡索9g	瓜蒌30g	甘草3g	

共7剂，水煎日服1剂，分早晚两次饭后温服。

二诊（2018年5月21日）：服药后双下肢灼热刺痛及肢体麻木感减轻，口干多饮缓解，大便通，舌暗红，苔白，脉细。予中药守上方续进14剂。

三诊（2018年6月6日）：诸症缓解，嘱口服知柏地黄丸1月后随访诸症未再复发。

按语：该患者以"多尿、口干多饮、双下肢灼热疼痛"为主症，属"消渴痹症"。患者因消渴病日久，阴损耗气而致气阴两伤，脏腑功能失调进而引起气血运行受阻，气血痹阻脉络，故见肢体麻木，尤以下肢为甚；肾阴亏虚，阴虚火旺，瘀血内阻，故见灼热疼痛；火热之邪耗伤津液，津不上承，故见口干；肠道失于濡润，故见大便秘结。病机关键为阴虚火旺、瘀血内阻。方以知柏地黄丸加减，方中山茱萸酸温滋肾益肝，生地黄滋肾阴，填精髓；山药滋肾补脾，三阴共补以收补肾治本之功；牡丹皮配山茱萸以泻肝火，泽泻配地黄而泻肾降浊；茯苓配山药而渗脾湿，即成三泻。佐以知母、黄柏降相火、去肾火；加玄参、麦冬增液润燥，木瓜、白芍舒经活络，牛膝引血下行，丹参、赤芍、地龙活血通络，延胡索行气止痛，瓜蒌润肠通便。全方合用，共奏滋阴降火、活血通络之效。

周老指出，活血化瘀是消渴痹症的基本治法，但不能忘记调整脏腑的气血阴阳虚损，同时采用一些祛风、温阳通脉、舒肝法等。临床上应扶正与祛邪同用，根据正虚、邪实的不同程度，而在治法上有所侧重。

病案五

姓名：胡某，性别：女，年龄：56岁，籍贯：福建福州。

初诊：2017年2月9日。

主诉：四肢末端麻木疼痛2月余。

简要病史：患者"糖尿病"病史10余年，目前口服"二甲双胍、西格列汀"降糖，平素空腹血糖控制在6~9mmol/L。2月前天气转冷后出现四肢末端麻木疼痛，就诊于外院，予"甲钴胺片"营养神经治疗后无明显好转。辰下：四肢末端麻木疼痛，怕冷，皮肤温度低，得温则减，遇寒加重，自觉乏力，纳寐可，二便调。舌暗红，苔白，脉沉。

中医诊断：消渴痹症——血虚寒痹证。

治法：益气养血，温经通络。

方药：当归四逆汤合黄芪桂枝五物汤。

当归10g	桂枝9g	白芍15g	细辛3g
黄芪24g	干姜9g	附子10g	仙灵脾10g
桃仁9g	红花9g	地龙10g	延胡索10g
甘草3g			

共7剂，水煎日服1剂，分早晚两次饭后温服。

二诊（2017年7月18日）：服药1周后，患者诉四肢末端麻木疼痛较前好转，怕冷改善，舌暗红，苔白，脉沉。守方续服14剂。后患者自行沿用此方服用2月余，随访中言及四肢麻木疼痛明显改善。

按语：该患者"四肢肢端麻木、怕冷、皮肤温度低"，符合血虚寒痹的特点。四肢末端为阳气到达的远端，因受寒湿、风湿等致阳气温煦失职，不能温化有形之邪，留滞经脉，不通则痛。《素问·逆调论》云："营气虚则不仁，卫气虚则不用，营卫俱虚则不仁且不用"。故方以当归四逆汤合黄芪桂枝五物汤加减。方中当归补血、活血，与芍药合用而补血虚、散血滞，补充阳气之不足；桂枝、干姜、附子温经散寒，与细辛合用以散内外之寒邪；延胡索增强止痛效果；桃仁、红花、地龙活血化瘀而通络，以防寒凝血瘀；黄芪益阳气、养阴血、调营卫，以解麻木；仙灵脾补肾助阳。全方合用，益气养血，温经通络。临床中常用此方治疗气血不足、营卫不和、脉络痹阻之证，症见肢体肌肤麻木不仁，怕冷，皮温低下者，往往收效显著。

病案六

姓名：张某元，性别：男，年龄：67岁，籍贯：福建福州。

初诊：2020年4月22日。

主诉：反复口干多饮30余年，双下肢麻木灼热3年。

简要病史：30余年前出现口干多饮，诊断为"2型糖尿病"，现予"二甲双胍缓释片、格列齐特缓释片"控制血糖，自测空腹血糖6.1mmol/L，糖化血红蛋白7%，餐后2h血糖13mmol/L。3年前出现双下肢发麻、烧灼感，予依帕司他、甲钴胺营养神经，症状仍反复发作。辰下：双下肢发麻、烧灼感，乏力，纳寐尚可，二便调。舌暗红，苔薄黄，脉弦细。

中医诊断：消渴痹症——气阴两虚、瘀血阻络证。

治法：益气养阴，活血通络。

方药：生脉散加知柏地黄丸加减。

太子参30g	麦冬15g	生地黄24g	山药15g
山茱萸10g	枸杞子10g	茯苓15g	黄芪15g
苍术6g	玄参15g	丹参15g	赤芍9g

| 川芎9g | 牡丹皮6g | 地龙9g | 知母9g |
| 黄柏9g | 甘草3g | | |

共7剂，水煎煮，餐后内服，每日2次。

二诊（2020年5月4日）：服药后双下肢烧灼感较前好转，自觉双眼干涩，口苦，寐欠佳，舌暗红苔薄黄，脉弦细。予上方去太子参、麦冬、苍术、玄参、川芎、地龙，加菊花9g、柴胡9g、郁金9g、白芍9g、首乌藤30g、合欢皮30g、酸枣仁15g，续服14剂。

三诊（2020年5月20日）：患者诉双下肢灼热感好转，眼睛干涩、夜寐改善，舌暗红，苔薄白脉弦细。予中药守上方去首乌藤、合欢皮、炒酸枣仁，加车前子15g与菊花合用明目。

方药：知母9g	黄柏9g	山药15g	山萸肉15g
生地黄24g	茯苓15g	泽泻15g	车前子15g^{（包煎）}
牡丹皮9g	赤芍9g	丹参15g	枸杞子9g
菊花9g	北柴胡9g	郁金9g	白芍9g
甘草3g			

共7剂，水煎煮，每日1剂，早晚餐后内服。

四诊（2020年5月28日）：患者诉双下肢无明显灼热麻木感，诸症好转，舌暗红，苔薄白，脉弦细。予中药守上方加太子参30g、黄芪30g加强益气养阴之效。

按语：本病是消渴病日久损及肝肾，导致肝肾气阴亏损，久病入络，络脉闭阻，不通则痛，不通则肌肤失荣，而出现肢体麻木、疼痛，局部感觉异常等症状，病机特征为本虚标实，本虚在于气阴不足，阴津耗损，兼内有虚热，标实为气机阻滞，瘀血内阻，脉络不通。该患者消渴病久，阴血内耗，气阴两虚，病久及肾，导致肾阴亏虚，虚火内燔，血脉瘀滞，经脉失养，故见双下肢麻木，灼热感。结合舌脉乃气阴两虚、瘀血阻络证。故以益气养阴、活血通络为主，方以生脉散合知柏地黄丸为主方加活血通络之品。二诊时患者出现夜寐欠安、眼睛干涩等症，且考虑久病肝郁气滞，故治疗上减少益气养阴壅塞气机之品，适当增加疏肝行气、解郁安神之品。后患者诸症均较前好转，缓则治其本，予加强益气养阴以固气阴亏虚之本，并适当配伍疏肝理气之品。方证相合，标本兼治而获良效。

病案七

姓名：张某林，性别：男，年龄：74岁，籍贯：福建连江。

初诊：2019年5月9日。

主诉：右下肢疼痛、间歇性跛行3月。

简要病史：患者糖尿病病史30余年，平素予口服降糖药物控制血糖，血糖控制尚可。近3月来行走稍长距离即感右下肢疼痛、间歇性跛行，停止行走后即不痛，伴腰酸，就诊当地医院，诊断为下肢动脉硬化闭塞症，予凯时静滴，西洛他唑口服治疗一周后改善不明显。来诊时见：右下肢行走后疼痛、间歇性跛行，腰酸乏力，纳寐尚可，二便调。舌暗淡有瘀点，苔白腻，脉弦细。

查体：右足背动脉搏动消失。

中医诊断：脉痹——气血亏虚，血瘀脉络证。

治疗：益气活血，化瘀通络。

方药：补阳还五汤加减。

桃仁9g	红花6g	当归9g	地龙12g
黄芪30g	赤芍10g	川芎10g	延胡索9g
川牛膝9g	地龙9g	全蝎3g	陈皮9g
半夏9g	杜仲10g	甘草3g	

共7剂，水煎日服1剂，分早晚两次饭后温服。

二诊（2019年5月17日）：患者疼痛较前好转，要行走较远方觉疼痛，但感乏力，腰酸痛，舌淡暗有瘀点，苔中黄腻，脉弦数。考虑舌苔有热化之象，上方去杜仲，黄芪减为15g，当归减为6g，加茵陈15g、佩兰15g醒脾祛湿。继续服用14剂后疼痛明显好转。改为复方地龙片活血通络口服2月后病情稳定，下肢疼痛未发，腰酸痛明显缓解，乏力明显改善，可缓慢步行。

按语：糖尿病多合并大血管并发症，双下肢动脉硬化闭塞症是临床常见的并发症之一，可归属于中医"脉痹"范畴，《黄帝内经》记载："五脏皆有合，病久而不去，内舍于其合也。脉痹不已，复感于邪，内舍于心"。由此而看脉痹与心相关，心主血脉，这与现代严重下肢动脉粥样硬化疾病往往反映主动脉、冠状动脉硬化程度的病情一致；《医宗金鉴》对脉痹的认识，指出"又有五痹者，谓皮、脉、肌、筋、骨之痹也。夏天感受风寒湿邪为脉痹，血脉中气血运行不畅，因而血脉颜色发生改变。"因此，脉痹的基本病机是气血运行不畅，而与心相关。现代医学认为，本病主要是由于动脉粥样硬化严重后导致动脉管腔狭窄、动脉供血不足引起的疼痛及间歇性跛行，从症状和机制上相当于中医学所说的痰浊血瘀互阻血脉，血脉运行不畅，不通则痛，但本病见于老年患者，常有肝肾不足，气血亏虚，甚至阳气亏虚的表现，以致气不行血或筋脉失养，部分患者久病后还兼有营阴亏虚、阴虚内热的表现。本例患者即为老年男性，观其四诊信息，气虚血瘀兼夹痰浊之象，故采用补阳还五汤益气活血通络为主，佐以化痰祛湿，并适当配伍补肝肾、强筋骨之品，后期出现湿浊化热之象，加对药茵陈、佩兰以清利湿热，经治疗后，患者症状缓解，下肢微循环改善，从而改善缺血症状。

五、消渴目病

病案一

姓名：叶某英，性别：女，年龄：77岁，籍贯：福建厦门。

初诊：2018年1月5日。

主诉：反复多食易饥、口干多饮20年，视物模糊半年。

简要病史：20年前出现多食易饥、口干多饮，诊断"2型糖尿病"。半年前出现视物模糊，口干多饮，掌心发热，小便尚可，大便干结，不易排出，5~7天1次。舌红少苔，脉弦细，尺脉沉。高血压病史17年。

中医诊断：消渴目病——肝肾阴虚证。

治法：补益肝肾，滋阴明目。

方药：杞菊地黄丸加减。

枸杞子15g	菊花10g	山茱萸15g	山药15g
生地黄24g	玄参15g	麦冬15g	丹参6g
知母9g	黄柏9g	枳壳10g	火麻仁15g
全瓜蒌30g	甘草3g		

共7剂，水煎日服1剂，分早晚两次饭后温服。

二诊（2018年1月13日）：服药后视物模糊、口干多饮有所改善，昨日突发眩晕，面红目赤，舌红少苔，脉弦细。考虑肝肾阴虚、肝阳上亢，予中药守上方加龙骨24g、牡蛎24g、钩藤10g、白芍10g以育阴潜阳、平肝明目。续服7剂。

三诊（2018年1月21日）：患者视物模糊、眩晕明显改善，大便转软，2日一行。上方继续服用7剂。后患者眩晕已无，视物模糊较前明显好转，大便正常。改为六味地黄丸口服丸剂巩固疗效，续服3月后随访患者诉诸症好转明显缓解。

　　按语：该患者消渴日久，加之年老脏腑气血阴阳渐亏，肝肾之精失于后天所养，致肝肾阴虚；肝开窍于目，目失所养，故见视物模糊。肝肾之阴亏于下，不能制约阳气，导致虚热内扰，故见口干多饮，掌心发热。热邪伤津耗液，肠道失于濡润，可见大便干结。结合患者舌脉，乃肝肾阴虚之证，以补益肝肾、滋阴明目为治法。方中枸杞子、菊花清肝明目，山茱萸、山药、生地黄、知母、黄柏滋阴补肾、清热泻火，玄参、麦冬养阴清热，丹参清心凉血、除烦安神；枳壳、火麻仁、全瓜蒌行气通腑、润肠通便，甘草调和诸药。二诊时患者突发眩晕，面红目赤，考虑肝肾阴虚为本，肝阳上亢而出现眩晕，加予平肝潜阳之品，协调阴阳虚实为根本。眩晕好转后改予六味地黄丸口服丸剂滋阴补肾调理根本，故获良效。

　　病案二

　　姓名：陈某婷，性别：女，年龄：39岁，籍贯：福建闽侯。

　　初诊：2016年4月11日。

　　主诉：反复口干多饮7年余，视物模糊2月余。

　　简要病史：7年前出现口干多饮，诊断"2型糖尿病"，平素不规律服用"二甲双胍缓释片"控制血糖。2月前出现双眼视物模糊，就诊外院眼科，诊断"糖尿病视网膜病变、眼底出血"，予行激光光凝（PRP）治疗，治疗后视力较前恢复，遂改用胰岛素皮下注射控制血糖。1周前，患者口干多饮加重，视物模糊，久视后双眼疲劳、时有眼前飞蚊影，纳寐可，二便调。舌暗红边有瘀斑，少苔，脉细。

　　中医诊断：消渴目病——阴虚血瘀证。

　　治法：养阴清热，活血化瘀。

　　方药：知柏地黄丸加减。

　　　　知母9g　　　　黄柏9g　　　　生地黄15g　　　　牡丹皮9g

泽泻9g	茯苓15g	淮山药15g	山茱萸9g
枸杞子9g	菊花9g	赤芍9g	丹参15g
麦冬15g	玄参15g	天花粉9g	三七粉3g^{（冲服）}

共7剂，水煎日服1剂，分早晚两次饭后温服。

二诊（2016年4月18日）：服上方后视物模糊、眼前飞蚊影、口干多饮较前好转，舌暗红，苔薄白，脉细。予中药守上方续进14剂。服药后诸症明显好转。

按语：糖尿病视网膜病变是糖尿病常见的并发症之一，表现为血糖控制不佳，严重视物模糊、视力下降，甚者多有反复出血的特征。对于严重的糖尿病视网膜病变仍需以眼科治疗，甚至手术治疗为主，而中医治疗以缓图根本、改善症状为主。该患者糖尿病视网膜病变并发眼底出血，术后仍有视物模糊及疲乏、口干等症，结合患者舌脉，乃阴虚血瘀证。方以知柏地黄丸为主方滋阴清热，加枸杞子、菊花清肝明目，赤芍、丹参、三七粉活血化瘀，玄参、麦冬、天花粉养阴清热，生津止渴。全方合用，共奏养阴清热、活血化瘀。

周老指出，对糖尿病视网膜病变伴眼底出血者，中医治疗上不应见出血而止血，需注意勿妄投止血剂，因止血后致瘀不去而瘀血留滞，容易造成再出血，更能促进机化物的形成而致闭门留寇。应治以活血化瘀为法，以防弊病出现。活血化瘀药多选用较为缓和的川芎、当归、赤芍、丹参、桃仁、红花、鸡血藤等为主。

六、糖尿病足病

病案一

姓名：赵某功，性别：男，年龄：64岁，籍贯：福建福州。

初诊：2016年5月5日。

主诉：右足趾破溃流脓1月。

简要病史：糖尿病史10余年，长期予口服降糖药治疗。1月前出现右足趾破溃流脓，就诊当地医院，测糖化血红蛋白11.6%，改予诺和锐30胰岛素皮下注射控制血糖，并予抗感染等治疗（具体不详），右足破溃仍反复发作，遂收住我科住院治疗。辰下：右足趾破溃，分泌黄色脓液，五趾均受累，味臭，伴有肢体麻木，夜间痛甚，口干欲饮，寐差，大便数日一行，小便正常。舌暗红，苔黄，脉滑数。

中医诊断：糖尿病足病——热毒壅滞证。

治法：清热解毒，活血止痛。

方药：五味消毒饮合四妙勇安汤加减。

金银花18g	野菊花9g	紫花地丁15g	蒲公英15g^{（后下）}
忍冬藤15g	黄连6g	当归9g	紫背天葵子9g
鸡血藤15g	川芎9g	玄参15g	甘草3g

共7剂，水煎日服1剂，分早晚两次饭后温服。并请疮疡科会诊配合局部皮肤清创换药。

二诊（2016年5月13日）：服药后右足趾脓液分泌较前减少，疼痛缓解，予守上方续服14剂，并配合局部皮肤换药。

三诊（2016年5月29日）：右足趾脓液由黄色变淡白色，破溃处逐渐收口，疼痛较前缓解，睡眠改善，仍有口干、自觉乏力，舌暗红苔薄黄，脉滑。考虑热毒减轻，予去上方野菊花、蒲公英，加太子参15g、黄芪15g、麦冬15g，续服14剂。继续外科换药治疗。后患者右足破溃逐渐愈合收口，无渗液。

按语：糖尿病足病符合中医"消渴并发痈疽"范畴，中医辨证论治应在整体基础上以消渴病辨证为本证，局部病变以标实为主，多为感受外邪，热毒炽盛腐肉成脓，治疗上除局部清创换药外，可根据其痰、湿、热、毒的轻重程度进行随证施治。该患者初诊时一派热象，乃热毒壅滞，热盛肉腐，故以五味消毒饮合四妙勇安汤加减清热解毒、活血止痛。方中金银花、野菊花清热解毒；蒲公英清热解毒兼能利水通淋泻下焦湿热，与紫花地丁相配清血分之热结；紫背天葵子能入三焦善清三焦之火；忍冬藤、黄连清热泻火、通络止痛；玄参滋阴清热；当归、鸡血藤补血活血；川芎活血化瘀、行气止痛；甘草清热解毒。二诊时热毒渐解，仍有口干、乏力，考虑热邪伤阴耗气，且为消渴阴虚之体，故去野菊花、蒲公英，加太子参、黄芪、麦冬益气养阴、托脓生肌。糖尿病足病多为本虚标实，早期以热毒炽盛为主，此时以清热解毒为主，后期可表现为气血阴阳亏虚，可适当加用益气养阴，温经通络，养血活血药物以助肌肉生长。

病案二

姓名：吕某，性别：男，年龄：64岁，籍贯：福建福州。

初诊：2018年5月6日。

主诉：反复口干多饮、消瘦3年，足背溃疡3周。

简要病史：患者平素喜甜食。3年前出现口干多饮、进行性消瘦，体重减少约7.5kg，诊断"2型糖尿病"。半年前出现下肢麻木，感觉减退，足部皮肤冰冷，乏力，未予重视及诊治。3周前发现足部水疱破溃，伴尿量增多，夜尿2~3次/晚，求诊当地医院予抗感染及换药治疗（具体不详），症状无改善，右足背溃疡加重渗液，遂就诊我院，查空腹血糖17.0mmol/L，糖化血红蛋白13.6%，尿糖3+，诊为"2型糖尿病足"收住入院。入院后予降糖、抗感染、换药等治疗。辰下：右足背溃疡渗液，口干多饮，多尿，夜尿2~4次，大便正常，纳寐尚可。

查体：舌暗红，苔黄，脉细。膝腱反射、跟腱反射减弱，右足皮肤紫暗，右足背远端见一大小约3cm×3cm大小溃疡面，少许渗液，双足皮温降低，双下肢痛觉减退，皮肤温度觉减退，右足背动脉搏动减弱。

中医诊断：糖尿病足病——热毒炽盛、瘀血内阻证。

治法：清热解毒，凉血活血。

方药：五味消毒饮合桃红四物汤加减。

处方：

野菊花 15g	金银花 15g	紫花地丁 15g	蒲公英15g
天葵子 9g	桃仁9g	生地黄15g	玄参15g
当归6g	川芎10g	牡丹皮10g	赤芍10g
川牛膝10g	陈皮9g	甘草 3g	

共7剂，水煎日服1剂，早晚温服。

次诊（2018年5月15日）：右足背溃疡渗液较前减少，创面较前干燥收口，口干多饮、多尿较前改善。舌暗红，苔薄黄，脉细。效不更方，予中药守上方续进7剂。

三诊（2018年5月24日）：右足背远端见溃疡面伤口较前缩小，可见新鲜肉芽组织。舌暗红，苔薄白，脉细。故予加强补血益气、祛瘀通络之功，方予补阳还五汤加减。具体处方如下。

黄芪 30g	当归10g	赤芍 15g	川芎10g
桃仁9g	红花 9g	地龙 10g	茯苓 10g
太子参15g	麦冬15g	丹参 15g	甘草3g

共7剂，水煎日服1剂，早晚温服。守上方继续治疗1个月，2个月后伤口痊愈。

按语：患者长期过食肥甘厚味，损伤脾胃，耗气伤阴，津液不能上承，故见口干多饮；脾气虚水谷精微不能濡养肌肉，故形体日渐消瘦，乏力；脾虚不运，气血津液运行不畅，瘀血内阻，故双下肢麻木，伴双下肢感觉减退。加之外感热毒之邪，腐肉成脓故下肢溃疡，舌暗红苔黄，脉细为热毒炽盛、瘀血内阻之象。病性为本虚标实；治疗早期急则治标，方以五味消毒饮合桃红四物汤清热解毒、凉血活血。后期热毒痰瘀渐祛，结合脉细，考虑乃本虚之体，以扶正祛邪并用，加强补益气血、活血化瘀之功，方以清代名医王清任所创制补阳还五汤配合生脉饮等加减调养，取其补气、活血、通络之功，方中重用补气药佐以与少量活血药相伍，使气旺血行以治本，祛瘀通络以治标，标本兼顾；且补气而不壅滞，活血又不伤正。合而用之，则气旺、瘀消、络通，诸症向愈。

第二节　消渴病合并肺系病证

消渴病合并肺系病证是因消渴日久、耗气伤阴、正气不足、邪毒趁虚入侵肺卫，使肺失宣肃而致。从西医角度看，糖尿病由于体内代谢紊乱，加之营养不良因素，使机体防御功能减弱，所以容易合并各种感染，尤其是呼吸道感染。

消渴病合并肺系病证治宜全面考虑，以"急则治其标，缓则治其本"的原则。需特别注意的是消渴病老年患者居多，由于其年龄、体质等特殊性较易合并肺系病证，且容易反复外感，由皮毛损及肺系，致使咳嗽持续发作不能缓解，病当责之肺气虚弱，卫外失固，清肃失常，肺气上逆。同时，肺气虚则不足以息，气道难以接续，亦可喘咳不止。因此，补养肺气、固表御邪为治疗关键。其次，老年糖尿病患者容易损伤脾胃功能，致使脾胃虚弱、纳运失常。因此，健运脾气、培土生金亦甚为重要。三则老年糖尿病患者久病及肾，肾精失固，则虚火乘于肺，肺虚而肾失滋生之源，则病及于肾。因此，临床治疗消渴合并肺系疾病多从肺脾肾三脏联合辨证治疗。

一、外感

病案一

姓名：廖某和，性别：男，年龄：46岁，籍贯：福建福州。

初诊：2016年12月9日。

主诉：咽痛、鼻塞流涕3天。

简要病史：3天前出现咽痛，鼻塞流涕，怕热微恶寒，伴头部胀痛，咽痛，全身酸胀感，纳寐尚可，小便偏黄，大便通。舌红，苔黄，脉浮数。2型糖尿病病史3年余，目前血糖控制尚可。

中医诊断：感冒——风热犯表证。

治法：疏风散热。

方药：普济消毒饮加减。

金银花10g	连翘10g	黄芩6g	玄参10g
牛蒡子10g	桔梗10g	僵蚕9g	白芷9g
板蓝根15g	竹叶10g	鱼腥草15g	薄荷6g^{（后入）}
甘草3g			

共3剂，水煎日服1剂，分早晚两次饭后温服。

二诊（2016年12月13日）：服药后咽痛明显缓解，无流涕，仍有鼻塞，舌红苔薄黄脉浮。考虑患者咽痛好转，予去鱼腥草，故在上方基础上加苍耳子10g、辛夷(布包) 6g宣通鼻窍。续进3剂后痊愈。

按语：该患者怕热、微恶寒、鼻塞咽痛、脉浮数，符合中医"感冒——风热犯表证"特点。福州地属南方湿热之地，当地居民外感首发症状多为咽痛，以风热证为主，银翘散虽为疏散风热之剂，但多用于风热轻症。普济消毒饮与银翘散相比皆可治上焦肺卫之热，但普济消毒饮苦寒清热，解表祛除邪热之力比银翘散强。周老临证中对风热犯表者多喜用普济消毒饮加减，用此方的辨治要点是咽喉疼痛、舌红苔黄、脉数，用于治疗咽喉疼痛为主的风热证有良效。方中黄芩、连翘、银花清热泻火解毒以治病本，用牛蒡子、板蓝根、桔梗、甘草解毒利咽，竹叶、玄参养阴清热生津，鱼腥草、白芷清热排脓，薄荷疏散风热之邪。诸药相合，共成辛凉解肌，宣散风热，解毒利咽之功。服药3剂后，患者咽痛好转，仍有鼻塞，考虑热毒已解，去鱼腥草以防寒凉伤胃，加苍耳子、辛夷加强宣通鼻窍。

病案二

姓名：周某金，性别：女，年龄：57岁，籍贯：福建闽侯。

初诊：2019年8月13日。

主诉：恶寒、鼻塞流涕3天。

简要病史：3天前吹空调后出现恶寒、偶有低热，测最高体温37.8℃，鼻塞、流白涕、咳嗽声重、痰清稀、身重，无明显咽痛，不欲饮食，寐尚可，二便正常。舌淡红，苔薄白，脉浮。2型糖尿病病史8年。

中医诊断：感冒——风寒夹湿证。

治法：疏风散寒，化湿和中。

方药：紫苏叶9g 藿香9g 荆芥6g 薄荷6g^{（后入）}

    白芷6g 前胡9g 杏仁9g 陈皮9g

    甘草3g

共4剂，水煎日服1剂，分早晚两次饭后温服。嘱其多饮水、注意休息。

二诊（2019年8月18日）：患者诉服药后恶寒、低热、鼻塞流涕、咳嗽等症状痊愈，但因其平素体质虚弱、易于感冒，故嘱其服中成药玉屏风散益气固表。

按语：该患者于夏暑炎热之日吹空调后出现恶寒、低热、鼻塞、流白涕、咳嗽声重、痰清稀、身重、不欲饮食，符合"感冒——外感风寒夹湿证"范畴。患者因居处不慎，外感风寒湿邪，侵袭肺卫，卫外不固，故见恶寒、发热；肺失宣降，故见鼻塞流涕、咳嗽，兼夹湿邪，故见身重、不欲饮食，治疗上以疏风散寒、化湿和中为治法。方以藿香发散风寒、化湿和中为君药，配伍紫苏叶疏散表寒、芳化湿浊。荆芥为风药中润剂，其性平和不燥，疏散风邪之功尤甚，薄荷升散之中有凉降之性，两药合用可加强疏散表邪的作用。白芷辛香发散，助君药散寒祛湿，前胡、杏仁止咳化痰，陈皮燥湿和胃，甘草调和药性。全方以疏风散寒为主，兼有化湿和中的功效。患者二诊时诸症好转，但考虑其素体虚弱，易于感冒，故嘱其予中成药玉屏风散调护，益气固表以增强体质。

病案三

姓名：王某英，性别：女，年龄：72岁，籍贯：福建福州。

初诊：2018年11月3日。

主诉：畏寒发热2天。

简要病史：2天前因外感风寒后出现畏寒发热，最高体温38.9℃，不欲饮食，呕吐非咖啡样胃内容物多次，口干口苦，不欲饮水。舌尖红，苔黄中腻，脉弦滑。血常规提示白细胞及C反应蛋白明显升高，肺部CT提示左肺炎症。西医使用二联抗生素治疗及营养支持，但热势不退，伴饮食不馨，恶心、乏力明显。

中医诊断：外感发热——外感风寒入里，太阳少阳合病。

方药：小柴胡汤加温胆汤加减。

柴胡15g	黄芩12g	干姜6g	太子参12g
姜半夏12g	干竹茹12g	淡竹叶12g	滑石12g
甘草6g	苍术9g	白术9g	茯苓12g
葛根10g	鱼腥草15g	生姜3片	

共3剂，水煎日服1剂，分早晚两次饭后温服。

二诊（2018年11月7日）：患者未再发热，无恶心呕吐，无畏冷，仍口干欲饮，舌尖红，舌苔厚腻减退，部分剥苔。考虑外感热证后伤及胃阴，此时应转为顾护胃阴为主，故改用益胃汤加减治疗。

生地黄15g	麦冬12g	北沙参12g	五味子5g
太子参12g	茯苓12g	法半夏12g	干竹茹12g
鱼腥草12g	黄芩9g	淡竹叶10g	甘草6g

共4剂，水煎日服1剂，分早晚两次饭后温服。

按语：患者年老，虚人外感后出现太阳少阳合病，外感风寒之邪，初期邪在太阳，因正虚邪入少阳，邪正相争则寒战发热，出现少阳见证，如默默不欲饮食，口干口苦，呕吐，舌尖红、苔黄腻、脉弦滑均为风寒入里夹痰热之象。治疗当以和解少阳，清化痰热。小柴胡汤是治疗伤寒少阳证的基础方，也是和解少阳的代表方。临床上应用以往来寒热，胸胁苦满，默默不欲饮食，心烦喜呕，口苦，咽干，苔白，脉弦为辨证要点，临床上只要抓住上述一二主证即可。正如《伤寒论》所说的"伤寒中风，有柴胡证，但见一证便是，不必悉具。"初诊时患者发热以小柴胡汤和解少阳，温胆汤清热化痰，鱼腥草清热解毒、清泻肺热，苍术、白术相伍健脾化湿，太子参益气养阴，淡竹叶、滑石使热邪从小便排出，甘草调和诸药，生姜助干姜、半夏和胃降逆止呕。复诊时患者热退，但仍口干，恐伤及胃阴，故以顾护胃阴为主。

二、咳嗽

病案一

姓名：陈某金，性别：男，年龄：64岁，籍贯：福建福州。

初诊：2019年3月11日。

主诉：咳嗽、咳痰3天。

简要病史：3天前受凉后出现咳嗽、咳痰，咳声重浊，夜间加重，痰量多、色黄质黏，伴口干咽痛，纳尚可，寐欠安，大便2日一行，小便正常。舌红苔黄，脉浮数。自服消炎药及止咳化痰药后，症状未见明显缓解。既往有2型糖尿病病史5年。

中医诊断：咳嗽——风热犯肺证。

治法：疏风清热，宣肺止咳。

方药：止嗽散加减。

蜜百部9g	蜜紫菀9g	白前9g	桔梗6g
枇杷叶9g	黄芩6g	苦杏仁9g	枇杷叶9g
竹茹9g	枳壳10g	瓜蒌15g	浙贝母10g
鱼腥草15g	甘草3g		

共5剂，水煎日服1剂，分早晚两次饭后温服。

二诊（2019年3月17日）：患者诉服药后咳嗽、咳痰明显好转，夜间仍有轻微咳嗽、口干，二便正常。舌红，苔薄黄，脉浮。诸症好转，效不更方，故守原方续进5剂后病愈。

按语：止嗽散出自清代医家程钟龄《医学心悟》，具有止咳化痰、疏表宣肺之功，为后世治咳嗽常用之方。本方温润和平，不寒不热，既无攻击过当之虞，大有启门驱贼之势。临证根据本方"平和中正"的特点进行加减，通过辨证调整药物，改其"中性"，使之有所"偏"，从而使药证相合而收功。该患者外感风热之邪，风邪犯肺，肺失宣降，故见咳嗽、咳痰，治以疏风清热，宣肺止咳。方中紫菀、百部为君，其性温而不热，润而不腻，具有止咳化痰之效。桔梗、白前、枇杷叶为臣药，开宣肺气、降气化痰。配伍黄芩清泻肺热，竹茹、浙贝母、鱼腥草清化热痰、润肺止咳，瓜蒌、枳壳清热化痰、下气通便。诸药配合，具有宣肺止咳、疏风散邪的功效。方证相合，疗效显著。

病案二

姓名：魏某牙，性别：女，年龄：38岁，籍贯：福建福州。

初诊：2016年10月14日。

主诉：反复咳嗽10余天。

简要病史：10余天前出现咳嗽、痰黄质稠，伴牙龈肿痛，大便秘结7日，未诊治。辰下：口干，咳嗽，咳痰色黄质稠，牙龈肿痛，偶有流涕，鼻涕色黄，无恶寒发热，大便不通，小便色黄。舌红，苔黄，脉数。2型糖尿病病史3年。

中医诊断：咳嗽病——痰热郁肺证。

治法：清热，化痰，止咳。

方药：清金化痰汤加减。

黄芩9g	栀子9g	知母 9g	桑白皮15g
苦杏仁9g	浙贝母9g	瓜蒌24g	竹茹15g
法半夏9g	鱼腥草15g	枳壳 9g	甘草3g

共5剂，水煎日服1剂，分早晚两次饭后温服。

二诊（2016年10月17日）：服药后大便通畅。仍有口干、牙龈疼痛，无咳嗽、咳痰，舌红，苔黄，脉数，今改用玉女煎泻胃火为主方加减。

生地黄15g	石膏24g	知母9g	麦冬10g
牛膝15g	葛根10g	天花粉15g	黄芩10g
栀子10g	陈皮9g	枳壳6g	甘草3g

共5剂，水煎日服1剂，分早晚两次饭后温服。

三诊：患者诸症好转，病情好转，续服上方5剂后痊愈。

按语：患者咳嗽咳痰、痰黄质稠，伴牙龈肿痛，大便干结，属于中医咳嗽——痰热郁肺证。患者外感风热之邪不解，入里化热，痰热内扰，肺失宣降，故见咳嗽、咳痰，痰黄色稠。肺与大肠相表里，热邪充斥内外，故大便不通，热邪循经上扰，故见牙龈肿痛，治以清肺化痰，方予清金化痰汤加减。方中黄芩、栀子、桑白皮清泻肺火，苦杏仁、贝母、半夏清热涤痰、宽胸开结，竹茹、知母清热生津，枳壳行气宽中，鱼腥草清热排脓，甘草补土而和中，故全方有化痰止咳、清热润肺之功。患者服药后咳嗽、咳痰缓解，但仍有口干、牙龈疼痛，舌红苔黄、脉数，考虑邪热犯胃，胃火炽盛，日久伤阴，加之消渴病史，阴虚燥热之体，故治疗上以滋阴清热为主，改用玉女煎泻胃火为主，注意寒凉之品需兼顾护脾胃，故加入陈皮、枳壳健脾行气助运。

病案三

姓名：余某黄，性别：男，年龄：54岁，籍贯：福建福州。

初诊：2019年5月5日。

主诉：咳嗽、咳痰3天。

简要病史：3天前受凉后出现咳嗽、咳痰，咳声重浊，痰量多、色黄，自觉咽痒，夜间口干明显，无潮热、盗汗，无胸闷、气喘，夜寐欠安，纳尚可，大便偏干，小便正常。舌质红，苔黄干，脉弦滑。糖尿病病史6年，平素饮食肥甘厚腻。

中医诊断：咳嗽——痰热郁肺证。

治法：清热化痰，宣肺止咳。

方药：黄芩泻白散加减。

黄芩9g	法半夏9g	桑白皮15g	苦杏仁9g
竹茹9g	陈皮9g	栀子9g	浙贝母9g
茯苓15g	桔梗6g	鱼腥草15g	甘草3g

共5剂，水煎日服1剂，分早晚两次饭后温服。

二诊（2019年5月11日）：患者诉服药后咳嗽、咳痰明显好转，夜间仍有轻微咳嗽、口干，二便正常。舌质红，苔薄黄，脉滑。患者诸症好转，火热之象减退，故守原方去栀子，加沙参15g、麦冬15g益气养阴。续进7剂后咳嗽痊愈。

按语：患者平素饮食不节，脾胃受损，失于运化，痰湿内生，郁久化热，痰热郁结而上扰犯肺，肺失宣降故见咳嗽。脾为生痰之源，肺为贮痰之器，故见咳痰。痰热灼伤津液，故见夜间口干，大便偏干。治以清热化痰，宣肺止咳。方以黄芩泻白散加减，方中黄芩、桑白皮栀子清泻肺热，陈皮、半夏、茯苓燥湿化痰，竹茹、浙贝母、鱼腥草清化热痰，桔梗、杏仁一宣一降，达宣肺止咳之功。患者服药后火热之象虽退，但考虑其消渴病史，实为气阴两虚之本，故实邪祛后当补益肺气、益气养阴。

三、喉痹

姓名：林某容，性别：女，年龄：48岁，籍贯：福建福州。

初诊：2018年6月14日。

主诉：反复咽痒、咽痛10余年，再发2周。

简要病史：10年前因用嗓过度后出现咽痒、咽痛反复发作，曾于耳鼻喉科诊断"慢性咽炎"，予药物治疗后（具体不详）症状稍缓解，但仍反复发作。2周前患者咽痒、咽痛再发，中西医多种方法治疗效果不显，时有咳嗽，痰少而黏，口干，大便干结，3日一行。舌暗红，苔薄黄，脉弦滑。2型糖尿病病史5年。

中医诊断：喉痹——热邪犯咽证。

治法：清热利咽。

方药：普济消毒饮加减。

黄芩10g	连翘20g	牛蒡子9g	玄参12g
板蓝根12g	桔梗10g	甘草10g	升麻3g

僵蚕10g　　　　麦冬12g　　　　枳实10g　　　　瓜蒌30g

共5剂，水煎日服1剂，分早晚两次饭后温服。配合开喉剑局部外用治疗。

二诊（2018年6月20日）：上方服用5剂，咽痒消失，咽痛减轻，大便通畅，除微有咽痛外，余无特殊。上方加木蝴蝶12g，继服10剂，病告痊愈。

按语：慢性咽炎为咽部黏膜、淋巴组织及黏液腺的慢性炎症，常由急性咽炎反复发作，长期吸烟酗酒刺激，或说话、歌唱发音过度等原因引起，是耳鼻喉科的常见病。据该患者症状特点，属中医喉痹范畴。多数医家对该病也以虚火上炎、燥津烁液立论，但虚者十居其二，毕竟以火热为主。临床上患者多无明显的阴虚征象，却常常出现口干口苦、大便干结、舌红苔黄、脉滑数等阳热实证的表现。因此，仍然可用普济消毒饮为主方化裁加减治疗。该患者为消渴阴虚火旺之体，加之教师职业用嗓过度，易于发生火热病证，但病史较长，故亦有肺津亏损之病理改变。因而治疗上重在清热解毒利咽，兼以凉润滋补肺津，用普济消毒饮为主加减。因黄连苦寒，且味苦，故常去原方之黄连，在玄参养阴生津的基础上，加用甘寒凉润的麦冬，配合开喉剑清热利咽局部治疗相得益彰，故效果显著。

第三节　消渴病合并心系病证

消渴病合并心系病症多属糖尿病合并冠心病范畴，是常见的糖尿病大血管病变，也是导致糖尿病患者死亡的重要原因之一。糖尿病患者多以虚为主，脾肺肝肾四脏的虚弱皆可累及于心，气血阴阳的虚损以及久虚入络又可导致瘀血的形成，瘀血阻滞心脉，引发心系病症，同时瘀血会加重五脏的虚损，使得消渴病合并心系病证者病情缠绵难愈。其主要病机是气阴两虚，痰浊瘀阻，病位主要在心，可累及肺脾肾，为本虚标实之证。此外，消渴病合并心系病症的病机及病情复杂且多变，临床应坚持明确病机，整体审查，辨证求因，从而确立相应的治法。

一、心悸

姓名：王某行，性别：男，年龄：65岁，籍贯：福建南平。

初诊：2019年3月14日。

主诉：心悸1月。

简要病史：1月来常于夜间平卧后觉心悸明显，心跳加重，时伴胸闷痛，持续数分钟或右侧卧位后缓解，伴乏力气短，纳可，寐欠安，二便正常。舌质暗红，少苔，脉细涩。"风湿性心脏病，轻度二尖瓣狭窄，心房纤颤"病史10年，2型糖尿病病史6年。

诊断：心悸——阴血不足，阳气虚弱证。

治法：益气养阴，通阳复脉。

方药：炙甘草汤加减。

炙甘草6g	太子参12g	生地黄30g	阿胶6g^{（烊化）}
麻子仁15g	麦冬12g	桂枝6g	五味子6g
黄芪15g	丹参15g	蜜酸枣仁9g	柏子仁12g
龙骨15g^{（先煎）}	牡蛎15g^{（先煎）}		

共7剂，水煎日服1剂，分早晚两次饭后温服。

二诊（2019年3月22日）：服上方7剂后觉心悸胸闷痛有所减轻，再诊时无其他不适，舌暗红，苔中微黄，遂在前方基础上减少生地用量至15g以防滋腻，加栀子9g清心除烦，再服10剂后心悸胸闷痛基本消失，予天王补心丹调服一月后好转。

按语：患者心疾日久，加之年老，心气不足，鼓脉无力，阳气化生不足，心神失养则倍感心悸明显，阴血阳气虚弱，血液运行不畅，心脉痹阻则见胸闷痛，舌暗红、苔少、脉细涩为心阴不足之证，其中脉涩多为血中气不利所致，可因血中之气虚及营气虚引起，治疗当以取炙甘草汤阴阳双调之义，佐以安神。风湿性心脏病临证多见心阳亏虚合并心血瘀阻之证，故治疗上当以"通"为主，或温通或益气或养阴或活血，而炙甘草汤虽为《伤寒论》中治疗伤寒后心动悸、脉结代的代表方，在临证中凡有气血阴阳亏虚表现者均可参考此方用药，不必拘泥于脉结代，此例患者正是由于心疾日久损伤心之阴阳，故以炙甘草汤加减治疗，结合风湿性心脏病的特点，以"通"为主要治则，予以温通。气行则血行，加用黄芪、丹参补气活血不伤正，五味子酸甘化阴。

病案二

姓名：陈某魁，性别：男，年龄：67岁，籍贯：福建福州。

初诊：2019年7月14日。

主诉：反复心悸10余年，加剧1周。

简要病史：10年前出现胸闷、心悸，劳累后加重，曾于心内科就诊，予抗血小板聚集及营养心肌等治疗后症状缓解，但心悸仍有反复发作。1周前，患者劳累后心悸再发，活动时明显，伴咳嗽，咳痰色白质稀量多，畏寒怕冷，虽热天仍穿毛衣。易汗出，活动、进食时明显，纳欠佳，夜寐尚可。大便偏少，小便调。舌暗红瘦小，苔薄腻，脉弱。糖尿病病史十多年。

中医诊断：心悸——气血亏虚夹痰湿证。

治法：益气健脾，化痰定悸。

方药：黄芪桂枝汤合二陈汤加减。

黄芪9g	法半夏6g	陈皮6g	茯苓9g
当归9g	川芎6g	白术9g	桂枝6g

白芍12g　　　　生地黄9g　　　　神曲9g　　　　甘草3g

共5剂，水煎日服1剂，分早晚两次饭后温服。

二诊（2019年7月20日）：服上方后，纳转佳，咳嗽咳痰减轻，考虑上方益气健脾化痰收效，仍心悸心慌，畏寒肢冷，汗出，舌暗红瘦小，苔薄白，脉弱。然补阴不足，考虑患者"心动悸"具有虚损表现，结合舌脉辨为气血阴阳亏虚，治以炙甘草汤为主，加用收敛固涩之品，方中以炙甘草、党参、白术益气健脾，白芍、麦冬调和营阴，炮附子温阳固护卫阳，龙牡、浮小麦敛汗，神曲健脾消食。具体方药如下。

炙甘草9g　　　党参15g　　　　麦冬15g　　　　桂枝9g

白芍9g　　　　炮附子6g　　　　浮小麦30g　　　煅龙骨30g

煅牡蛎30g　　　白术6g　　　　神曲9g

共7剂，水煎日服1剂，分早晚两次饭后温服。

三诊（2019年7月28日）：服上方后，心悸明显改善，汗出明显减少，畏寒肢冷减轻，唯有口干，舌苔略黄，考虑患者年老体弱，虚不受补，有化热之象，故在原方基础上加干竹茹15g清热化痰。再服7剂后无口干，无心悸，偶汗出，畏寒肢冷消失，衣着已同常人。

按语：患者老年男性，久病脾胃亏虚，脾虚则气血无生化之源，心神失养则见心悸、活动加重；脾失健运，水湿内停成痰，故见咳嗽咳痰，质稀量多为虚寒之象；卫气亏虚，营卫失和则汗出，动则加剧，畏寒。结合舌脉特点，乃气血亏虚兼夹痰湿之象。初诊时以二陈汤健脾化痰，黄芪益气，桂枝、白芍调和营卫，生地黄养阴，当归、川芎活血化瘀，神曲健脾消食，甘草调和诸药。复诊时患者痰湿之邪渐祛，以气血阴阳亏虚为主，故治以炙甘草汤为主方。本患者心悸病史已久，气血阴阳亏虚，营卫失和是其病机关键，因此想到张仲景在《伤寒论》中提到的"伤寒，心动悸，脉结代，炙甘草汤主之"，条文中炙甘草汤原用于伤寒邪气久留后出现心动悸、脉结代等气血阴阳虚衰，五脏之气衰弱的情况，但实际上炙甘草汤为感受外邪或内伤后所致的气血阴阳虚衰，提供了气血阴阳互调的治疗思路。临床上根据心悸病机，分清气、血、阴、阳虚损，痰浊、水饮、血瘀、气滞等实邪的偏盛，加以辨证灵活运用，常可获效。

二、胸痹

病案一

姓名：丁某华，性别：女，年龄：54岁，籍贯：福建福州。

初诊：2018年11月14日。

主诉：晨起胸部刺痛1月。

简要病史：2型糖尿病病史5年。1月前清晨起床后出现胸骨后刺痛，持续数分钟后可缓解，无口干、口苦，无心悸、气促，饮食睡眠及二便正常。舌质暗红，苔薄黄，脉弦细，尺脉沉。行运动平板试验提示前壁、高侧壁阳性。后行冠脉造影提示左前降支中段局限性狭窄70%，予介入治疗。西医诊断：冠心病支架植入术后。经西药治疗后疼痛虽有减轻，但每日清晨仍有发作。既往2型糖尿病病史5年。

中医诊断：胸痹——气滞血瘀证。

治法：理气活血化瘀。

方药：血府逐瘀汤加减。

桃仁9g	川芎9g	当归9g	熟地黄15g
赤芍12g	桔梗8g	柴胡9g	川牛膝10g
牡丹皮6g	枳实9g	酸枣仁15g	肉桂6g
甘草3g			

共7剂，水煎日服1剂，分早晚两次饭后温服。

复诊（2018年11月23日）：服用上方7剂后，晨起胸痛消失，如常人，甚感欣喜，此后续予血府逐瘀汤服用2月后停药，至今未再发作。

按语：胸痹基本病机为气滞血瘀，此例患者胸痛特点符合血瘀证表现，且发作多为清晨阳气未盛的时候，尺脉沉，结合胸痹"阳微阴弦"的病机特点，考虑气滞血瘀的基础上存在肾阳不足，治疗以血府逐瘀汤加减，方中桃仁、当归、赤芍、川芎行气活血止痛，熟地黄滋肾养心，柴胡调理气机，桔梗与枳实一升一降调畅气机，川牛膝助活血化瘀，牡丹皮凉血活血、枣仁益气养心安神，加用肉桂温护肾阳，疗效显著。胸痹治疗并非一味活血化瘀，心为火脏，为阳中之阳，适当温通心阳的治疗，同时注意调畅气机升降、会起到良好的效果，且症状不易反复，因此在心血管疾病尤其是老年患者的治疗中顾护阳气不可忽视。

病案二

姓名：李某华，性别：男，年龄：72岁，籍贯：福建闽侯。

初诊：2019年1月5日。

主诉：反复口干多饮、多食5年，胸闷气短2年。

简要病史：5年前因多食甜食后出现口干多饮，多食易饥，我院多次查空腹血糖>7.0mmol/L，诊断为2型糖尿病，长期口服二甲双胍，血糖控制尚好。2年前出现胸闷，活动后明显，我院查心电图提示心肌缺血，心内科诊断为"冠状动脉粥样硬化性心脏病"，予抗血小板聚集，稳定斑块，减少心肌耗氧量等治疗，症状反复。3天前因劳累后上述症状再发，自觉胸部憋闷，气短，倦怠乏力，偶有咳嗽、咳白痰，纳差寐可，二便正常。形体偏胖。舌淡红，舌体胖大，苔浊腻，脉滑。

诊断：胸痹——痰浊闭阻证。

治法：通阳泄浊，宣痹化痰。

方药：瓜蒌薤白半夏汤加减。

瓜蒌15g	薤白9g	法半夏10g	茯苓15g
白术10g	怀牛膝15g	竹茹15g	陈皮10g
石菖蒲6g	枳实10g	太子参15g	丹参15g

共5剂，水煎煮，早晚分服，日1剂。

二诊（2019年1月11日）：患者觉胸闷症状改善，精神转佳，大便较干结，继续原方案治疗，瓜蒌加量至30g，加用火麻仁24g增强润肠通便之功。

三诊（2019年1月20日）：患者大便正常，症状进一步改善。继续原方案治疗，续服14剂后诸症好转。

按语：患者老年男性，以"口干多饮、胸闷气短"为主症，符合中医"消渴合并胸痹"特点。患者因饮食不节，损伤脾胃，运化失职，不能运化津液上承于肺，故口干多饮。聚湿生痰，痰浊上泛，阻遏心阳，故胸闷。脾胃受损，脾气亏虚，肢体肌肉失于濡养，故乏力倦怠。舌淡红、舌体胖大、苔浊腻、脉滑为痰浊内阻之象。本病病位在心、脾，病性为本虚标实，方选瓜蒌薤白半夏汤加减。方中瓜蒌、薤白宽胸理气、化痰通阳，半夏、竹茹清热祛痰，茯苓、白术、太子参益气健脾，石菖蒲化湿和胃，枳实、陈皮理气宽胸。全方具有化痰散结，行气解郁的功效。

周老指出，临床胸痹的诊治还需提高急危重症的识别能力，特别是主动脉夹层、急性肺栓塞、张力性气胸、急性心肌梗死等致死性胸痛的识别，在处理此类患者时，西医的检验手段及急救方法有显著优势，需积极采用。对稳定型心绞痛及其他疾病所致的胸痹心痛病，中医在改善症状和生活质量上具有更强的优势。因此，临证治疗，中西医结合并用，往往事半功倍。

三、心衰病

病案一

姓名：赵某苓，性别：女，年龄：58岁，籍贯：福建福州。

初诊：2019年4月7日。

主诉：反复活动后气促1年，加剧1周。

简要病史：1年前常于上坡或劳动后觉轻微气促，伴心悸，汗出恶风，发时觉燥热，平素口干，多喜冷饮，未予诊治。1周前因受凉后出现气促加剧，伴心悸，动则大汗出，口干心烦，尿量少而赤，大便正常，形体消瘦。舌红而干，苔薄黄，脉细数。入院后诊断为扩张型心肌病、心力衰竭。西药予以强心、利尿、血管扩张剂治疗。糖尿病病史7年。

中医诊断：喘证——气阴亏虚，心阳不振证。

治法：益气养心，调和营卫。

方药：生脉散合桂枝龙骨牡蛎汤加减。

太子参15g	麦冬15g	五味子6g	生地黄15g
蜜酸枣仁15g	柏子仁15g	远志10g	桂枝9g
白芍10g	白术15g	知母9g	炙甘草6g
煅龙骨24g^{（先煎）}		煅牡蛎24g^{（先煎）}	

共5剂，水煎日服1剂，早晚分服。

二诊（2019年4月13日）：上方服用5剂后，气促明显缓解，可平卧，口干、汗出减轻，尿赤改善，故上方减桂枝用量至6g，续服7剂。

三诊（2019年4月21日）：上方服用7剂后，气促明显好转，口干、动则汗出明显减轻，无心烦，舌红兼有津液，脉细数，改为六味地黄丸口服，2周后患者明显好转出院，后随访1年未见病情反复。

按语：喘证患者病机多本虚标实，本患者为气阴两虚，心阳不振，肾不纳气，病机复杂，兼有营卫失和、虚热内生等病机，故在治疗上应当兼顾气血阴阳亏虚、分清孰重孰轻、理清主次，同时调和营卫，才可获效。所谓"汗为心之液"，临床心衰患者常见大汗，动则周身汗出，正是印证了这一理论，常言喘证患者多心阳亏虚，但临床上心阴亏虚兼见虚热患者也十分常见，不可一味大剂温阳，本例患者除病位在心外，还应考虑肾阴不足的情况，病情缓解期，以六味地黄丸补肾阴，病情未见反复发作。

病案二

姓名：高某琨，性别：男，年龄：78岁，籍贯：福建福州。

初诊：2017年12月6日。

主诉：反复活动后气喘、下肢水肿3月。

简要病史：10年前出现心悸气短，活动后气喘，伴下肢水肿，就诊我院心内科后诊断"高血压病、左心室肥大、慢性心力衰竭"，平素规律予利尿、降压、改善心肌重构等治疗。3月前，患者服用利尿效果不佳，屡进健脾温阳利水诸剂，未见显效，气喘较前加重，水肿由足至大腿，渐至腹部，胀满不适，腹围增大，肌肤甲错，小便短赤，大便数日一行。舌暗红，苔白，脉沉细。糖尿病病史30余年。

中医诊断：水肿——脾肾阳虚、水瘀互结证。

治法：益气温阳，化瘀利水。

方药：桃红四物汤合五苓散加减。

白术15g	泽泻10g	茯苓10g	猪苓10g
桂枝6g	黄芪30g	当归9g	大腹皮10g
莪术6g	京三棱6g	桃仁9g	红花9g
川芎9g	木香3g	厚朴5g	甘草3g
车前子15g^(布包)			

车前子15g$^{(布包)}$

共7剂，水煎日服1剂，早晚温服。

二诊（2017年12月14日）：患者服上方后自觉气喘较前减轻，水肿较前消退。效不更方，考虑患者年事已高，治疗上应中病即止，勿过投峻猛之剂，故上方去莪术、三棱，加地龙15g活血通络，附子10g温阳利水。续进14剂后症状明显改善。

按语：患者年事已高，加之久病累及脾肾，肾阳亏虚不能宣化水气，脾虚不能制水，水气泛滥，流于下肢，逐渐至腹。水气凌心，上及心肺则见心悸气短，动则加剧。舌暗红苔白，脉沉细为阳虚水泛兼有血瘀之象。其病机确属脾肾阳虚、水湿内停，但屡进健脾温阳利水诸药，却未见显效，应考虑水饮实难去，饮邪日久易停瘀，互相交结，水饮更难除去，因此制水之法，除温阳化饮之外，还当活血化瘀，另当行气，助水饮排除。周老重视气血理论，临床诊治内伤久病多注重调理气血，在本例糖尿病合并慢性心衰的治疗上，行气与活血并见，也体现了这一治疗思想。方以五苓散温阳化气、利湿行水，方中白术、泽泻、茯苓、猪苓、大腹皮、车前子重在健脾利水，木香、厚朴贵在行气滞、畅水道，三棱、莪术重在破气行血、散瘀血而助除饮，桃仁、红花、当归、川芎活血化瘀。黄芪、附子、桂枝益气温阳以助化瘀行水之功。全方合用，共奏益气温阳、化瘀行水之效，攻补兼施。

病案三

姓名：廖某果，性别：女，年龄：68岁，籍贯：福建漳州。

初诊：2016年11月4日。

主诉：反复全身水肿半年余。

简要病史：半年前出现全身水肿，畏寒，心悸、胸闷，动则汗出，走1楼即喘，腰膝酸痛，纳差，夜寐欠佳。大便质软成形，小便少，舌淡紫，苔白，脉弱。"2型糖尿病，慢性心功能不全"病史10余年。

中医诊断：水肿——脾肾阳虚证。

治法：温阳利水消肿。

方药：真武汤加减。

附子10g^(先煎)	茯苓15g	白术15g	炮姜10g
白芍10g	党参15g	黄芪15g	仙茅10g
仙灵脾10g	菟丝子9g	苍术6g	薏苡仁24g
川牛膝15	泽泻10g	远志10g	甘草3g
车前子15g^(布包)			

共7剂，水煎日服1剂，分早晚两次饭后温服。

二诊（2016年11月12日）：服药后全身水肿较前明显好转，无畏冷，腰膝酸痛较前改善，小便量较前增多，大便偏干，舌淡红苔薄白，脉细。予中药守上方加肉苁蓉15g温阳通便。续服14剂后患者诸症好转。

按语：该患者长期久病，加之年老脾肾亏虚，肾阳不足，不能旺土，脾阳不振，水湿内停，肾火衰微，气不化水，水气泛溢，渍于周身皮肉而成水肿，乃阳虚湿盛之候，方以真武汤温肾阳，命火自旺而上暖脾土，土旺则脾健，水气得化，小便自利，水肿自消。在真武汤原方基础上加党参、黄芪益气健脾、利水消肿，仙茅、仙灵脾二仙汤温肾阳、补肾精；苍术燥湿健脾；薏苡仁、川牛膝、泽泻、车前子祛湿利水，使邪有出路；远志交通心肾、宁心安神；甘草调和诸药。复诊时患者水肿较前好转，兼有大便偏干，加肉苁蓉补肾阳，润肠通便。

第四节　消渴病合并脑系病证

本节所述消渴合并脑系病证主要包括头痛和眩晕。消渴阴虚日久，或情志所伤，累及肝肾，肝肾阴虚，肝阳上亢，可导致头痛、眩晕。此外，消渴气虚日久，血行不畅，导致气虚血瘀，阻塞脑窍，出现头痛、眩晕。过食甘美而味肥之品，损伤脾胃，致纳运失职，痰湿内生，上扰清窍，亦可见头痛、眩晕。因此，消渴合并头痛、眩晕者，多因饮食失常、精神紧张及年老体衰所致，其病机演变往往是气阴两虚在先，瘀血阻滞在后，实则肝阳上亢，兼及痰浊瘀血，治疗上根据病机随证施治。

一、头痛

病案一

姓名：王某文，性别：女，年龄：45岁，籍贯：福建漳州。

初诊：2016年5月20日。

主诉：头痛1月。

简要病史：1月前出现头昏胀痛，以两侧头痛为主，伴夜寐欠安，口苦，五心烦热，平素易怒，纳寐尚可，二便正常。舌红，苔黄，脉弦数。既往高血压病史2年，平素血压波动在130~145/80~90mmHg。查颅脑CT：①腔隙性脑梗死。②脑白质变性。"2型糖尿病"病史，血糖控制尚可。

中医诊断：头痛——肝肾阴虚、肝阳上亢。

治法：平肝潜阳息风。

方药：天麻钩藤饮加减。

天麻10g	石决明10g	黄芩9g	牡丹皮9g
栀子9g	桑寄生12g	杜仲12g	牛膝12g
益母草9g	白芍10g	柴胡10g	川芎10g
钩藤12g^(后下)			

共7剂，水煎日服1剂，分早晚两次饭后温服。

二诊（2016年5月28日）：患者头昏胀痛、口苦、五心烦热较前好转，夜寐欠安，舌红、苔黄，脉弦数。患者症状改善，夜寐欠佳，入睡后易醒，故在上方基础上加予酸枣仁12g、远志10g养心安神，珍珠母24g、煅牡蛎24g重镇安神。

三诊（2016年6月6日）：患者诉诸症缓解，头晕睡眠均明显改善，续服上方14剂后无诉头痛。

按语：患者既往高血压、糖尿病病史，伴头昏胀痛，夜寐欠安，口苦心烦，结合舌脉，考虑上实下虚、肝肾阴虚、肝阳上亢之证，治疗上应平肝息风潜阳为主，辅以补益肝阴，选用天麻钩藤饮加减。方中天麻、钩藤、石决明平肝息风潜阳，黄芩、牡丹皮、栀子清泄肝热，桑寄生、杜仲补益肝肾，佐以牛膝引火下行、益母草活血化瘀、白芍敛阴。另患者以两侧头痛为主，适当选用引经药，柴胡、黄芩、川芎用于少阳经脉循行部位的少阳头痛。二诊时患者夜寐欠佳，入睡后易醒，故同时予养心安神和重镇安神之品。

病案二

姓名：殷某林，性别：男，年龄：48岁，籍贯：福建福清。

初诊：2017年7月20日。

主诉：反复头痛3年。

简要病史：3年前出现头痛，以左侧为甚，初起痛微，呈阵发性发作，就诊外院，诊断为血管性头痛，屡经中西医治疗效果不显。近1年发作频繁，尤以春夏为剧。2月前头痛再发，痛势不减，剧烈时感抽掣，并伴恶心，饮食乏味，口苦，夜寐安，二便正常。舌暗红，苔根黄腻，脉弦细。糖尿病病史2年。

中医诊断：头痛——瘀血头痛。

治法：通窍活血，化瘀止痛。

方药：通窍活血汤加减。

当归10g	赤芍6g	川芎10g	桃仁6g
红花6g	柴胡10g	白芍10g	僵蚕10g
地龙10g	茵陈15g	佩兰10g	陈皮9g
法半夏9g	竹茹6g	甘草3g	

共7剂，水煎日服1剂，分早晚两次饭后温服。

二诊（2017年7月29日）：服上方后，患者头痛明显好转，仍有口干，故予中药守上方加天花粉15g清热泻火、生津止渴，续服1月。后随访2年余，未见复发。

按语：清代名医王清任认为，凡头痛用他方久治无效者，服通窍活血汤有效。本案头痛3年，屡经中西医治疗效果不显，故以王氏通窍活血汤化裁为治，药以赤芍、川芎、当归、桃仁、红花活血消瘀；酌加柴胡清轻上升，引经载药上行；僵蚕、地龙等虫类搜逐之品，涤络通窍，引药直达病所。患者头痛伴恶心、饮食乏味，舌苔黄腻，考虑兼夹湿热之邪，故治疗上去通窍活血汤原方之葱姜以防助阳化热，加佩兰、茵陈清热祛湿；少佐法半夏、陈皮、竹茹健脾祛湿、降逆止呕，使中焦运转而四维气运正常；甘草调和诸药。

周老强调"久病在血""久病入络"及"不通则痛"之理，认为头痛病程长者，病情反复者，均可从血瘀入手，选用通窍活血汤加味治之，往往收效显著。

二、眩晕

病案一

姓名：施某行，性别：男，年龄：62岁，籍贯：福建南平。

初诊：2020年3月13日。

主诉：反复头晕耳鸣1月余。

简要病史：1月前因情志不遂后出现头晕耳鸣，耳鸣阵发，声音如蝉，寐差多梦伴口苦口干，食欲减退，烦躁易怒，伴肢体麻木，大便干结，小便正常。自服六味地黄丸症状未见明显缓解。颜面潮红，形体偏胖。舌红，苔黄，脉弦。既往"高血压、糖尿病"病史，血糖、血压控制尚可。

中医诊断：眩晕——肝阳上亢证。

治法：平肝潜阳，清火通络。

方药：天麻钩藤饮加减。

天麻9g	钩藤15g^{（后入）}	石决明24g^{（先煎）}	怀牛膝15g
杜仲15g	桑寄生10g	黄连6g	姜半夏10g
酸枣仁15g	夜交藤15g	茯苓15g	丹参15g
川芎6g	赤芍9g	瓜蒌15g	

共7剂，水煎日服1剂，分早晚两次饭后温服。

二诊（2020年3月21日）：患者诉头晕、耳鸣、口苦、大便干结及夜寐差等症状较前改善，肢体仍麻木，舌淡苔薄黄脉弦。考虑患者服上方后热象较前减退，且睡眠改善，故予去黄连、瓜蒌、酸枣仁及夜交藤，改予黄芩10g、栀子10g清肝除热，加地龙15g活血通络。续服7剂。

三诊（2020年3月28日）：患者肢麻症状改善，继续原方案治疗。共用药20剂，患者症状明显改善。

按语：患者以"头晕耳鸣"为主症，符合中医"眩晕"。因患者年老肾亏，加之情志不遂，致肝失调达，肝气郁结，气郁化火，上扰头目发为眩晕。阳亢为实，耳鸣阵发，声音如蝉，本病病位在头窍，病性为本虚标实，肝肾阴虚于下，肝阳亢于上。故选用天麻钩藤饮平肝潜阳，方用天麻、石决明、钩藤潜阳息风，牛膝、杜仲、桑寄生补益肝肾；黄连、黄芩、栀子清肝泻火，酸枣仁、夜交藤安神，丹参、川芎、赤芍、地龙活血化瘀而通络。方证相合，收效显著。

周老指出，天麻钩藤饮临床广泛应用于高血压病、头晕、头痛及失眠等患者，临证应用善抓主症，灵活应用，对头晕闷胀、夜寐不佳、腰膝酸软者多用此方加减，体现了异病同治的治疗理念。

病案二

姓名：于某和，性别：男，年龄：55岁，籍贯：福建南平。

初诊：2019年6月30日。

主诉：反复头晕2年。

简要病史：2年前出现头晕头蒙，无恶心、呕吐，无肢体活动不利等不适，于体检时发现血压160/100mmHg，予口服"氨氯地平"降压，期间监测血压控制欠佳，且上述症状反复发作，自觉疲乏无力，腰腿冷痛，纳可，寐差，夜尿多，大便不成形，每日2~3次。舌淡，苔白腻，脉濡数。2型糖尿病病史10年。

中医诊断：眩晕——痰浊上扰证。

治法：健脾祛湿，化痰降浊。

方药：半夏白术天麻汤加减。

法半夏10g	白术15g	天麻15g	陈皮10g
茯苓15g	苍术6g	石菖蒲15g	党参15g
薏苡仁24g	泽泻15g	桂枝9g	远志15g
酸枣仁24g	甘草3g		

共7剂，水煎日服1剂，分早晚两次饭后温服。

二诊（2019年7月8日）：服上方后，头晕头蒙减轻，周身乏力减轻，腰腿冷痛好转，寐可，大便日一次，仍不成形。舌淡白，稍腻，脉濡，中药效不更方，守上方14剂，续服。

三诊（2019年7月17日）：患者头晕头蒙未作，体力较前增加，寐可，大便日一行，已成形，舌质淡，苔薄白，脉濡。患者症状好转，嘱其暂停中药汤剂，不适随诊。

按语：该患者既往糖尿病、高血压病史，出现头晕头蒙、疲乏、大便不成形等脾虚表现，审其病机，乃脾虚失运，痰湿上扰，继而蒙蔽清阳发为眩晕。李杲在《脾胃论》中说："足太阴痰厥头痛，非半夏不能疗，眼黑头眩，风虚内作，非天麻不能除"。周老遵李杲之法善于调理脾胃，以半夏白术天麻汤为主方治疗，方中天麻平肝息风、清利头窍，为治疗风痰眩晕的要药；半夏醒脾燥湿，降逆止呕，故以两味为君药。以白术、茯苓为臣，健脾祛湿，能治生痰之源。陈皮理气化痰，俾气顺则痰消。加苍术、石菖蒲、党参、薏苡仁健脾祛湿，泽泻、桂枝温阳利水，远志、酸枣仁宁心安神。使以甘草和中调药。纵观全方，风痰并治，标本兼顾，但以化痰息风治标为主，健脾祛湿治本为辅。

第五节　消渴病合并脾胃系病证

消渴病合并脾胃系病证属西医糖尿病合并胃肠病变，是糖尿病常见的一种慢性并发症，可表现为腹胀、嗳气、恶心、呕吐、上腹饱胀、大便干稀不调、腹痛等。该病临床表现多样，以脾气亏虚为核心病机，由气虚损及阴阳，合而致病。因气虚导致气机升降失调、通降失和为发病关键。随着疾病的发展，因虚致实，气滞、痰湿、湿热、瘀血等标实的病理产物逐渐显现，且相互影响，形成以虚实夹杂、本虚标实为特点的复杂病机。该病病位虽在胃肠，亦与他脏关系密切。临床治疗上应切中病机，抓清主次，以补脾胃、益中气为基本治则，配以温阳或养阴药物，同时灵活辨证，在补气的同时加用行气、化痰、清利湿热、活血化瘀的药物，使得气机畅通，升降复常，清浊归位，通降顺畅。

一、胃痛

病案一

姓名：薛某平，性别：女，年龄：63岁，籍贯：福建福州。

初诊：2019年3月5日。

主诉：胃脘部疼痛2天。

简要病史：患者"胃穿孔"保守治疗史（具体不详）。2天前与人争吵后出现胃脘部疼痛连及两肋，呈胀痛，口干、口苦，不思饮食，伴烦躁易怒，寐尚可，大便干，小便正常。舌红，苔黄，脉弦。2型糖尿病病史8年。

中医诊断：胃痛——肝胃郁热证。

治法：清肝泻火，和胃止痛。

方药：柴胡6g　　　白芍9g　　　枳壳9g　　　郁金9g

　　　牡丹皮6g　　栀子9g　　　黄连3g　　　陈皮9g

　　　青皮6g　　　天花粉15g　　甘草3g

共7剂，水煎日服1剂，分早晚两次饭后温服。

二诊（2019年3月13日）：患者诉服药后胃脘部疼痛明显好转，口干、口苦改善，二便正常。诸症改善，效不更方，故守上方续进14剂。嘱其保持心情愉悦，少思虑，适当增加运动。后随访患者诉胃痛痊愈。

按语：患者以胃脘部疼痛为主症，属中医学"胃痛"范畴。患者情志不畅，肝气郁结不舒，横逆犯胃，阻碍胃中气机，气机不畅，不通则痛，故见胃脘部疼痛。肝胃不和，日久郁而化热，故见口干口苦、便质干、舌红、苔黄、脉弦。治以清肝泻火、和胃止痛。方以柴胡、白芍、郁金疏肝理气，陈皮理气和胃，枳壳、青皮行气止痛，牡丹皮、栀子清肝泻火，黄连泻火解毒，天花粉生津止渴，甘草调和诸药。现代人工作生活压力大，精神紧张，加之胃病多为久病，大多数患者都有一定程度的紧张焦虑，故重视疏肝理脾之法，效果尤佳。

病案二

姓名：陈某，性别：女，年龄：84岁，籍贯：福建福州。

初诊：2019年5月20日。

主诉：中上腹闷痛1周。

简要病史：近1周来出现中上腹闷痛，饥饿时明显，口干喜温饮，喜泛清水，进食后痛减，偶泛酸，纳食减少，畏风恶寒，正值5月仍身着棉袄及毛衣，无汗，偶有胸闷，二便正常。平素活动则气促，乏力明显，来诊见家人搀扶，精神不振，口唇紫暗，面色㿠白。舌淡红，苔薄白，脉细。既往"老年退行性心瓣膜疾病 慢性心力衰竭 心功能Ⅲ级 心房颤动，2型糖尿病"病史。

中医诊断：胃痛——脏腑虚衰，中焦虚寒。

治法：温肾暖脾，和胃止痛。

方药：附子理中汤加减。

炮附子9g（先煎）	干姜9g	党参15g	白术15g
茯苓15g	桂枝10g	陈皮10g	姜半夏10g
黄芪30g	煅瓦楞子12g	当归6g	菟丝子10g
炙甘草3g			

共7剂，水煎服日1剂，早晚温服。

二诊（2019年5月27日）：上方服用7剂后胃痛有所减轻，未再泛水吐酸，仍畏寒，神疲，考虑脏腑虚衰已久，阳虚之象不能尽去，大量益气之品易致气机壅滞，故上方基础上黄芪减量至15g，去瓦楞子，加砂仁5g理气，加仙灵脾10g、仙茅10g加强温补肾阳。再服28剂后胃痛消失，畏寒乏力改善。嘱服金匮肾气丸调理。

按语：患者年势衰老，常年罹患心疾及消渴病，脏腑虚衰，心脾肾亏虚，中焦脾阳不足，虚寒内生，胃失和降，故见泛酸，纳食减少，喜泛清水。气机阻滞，不痛则痛，故见胃痛。阳气虚衰，肢体失于温煦，故见畏风恶寒，正值5月仍身着棉袄及毛衣。胸阳不足，寒邪痹阻，故见偶有胸闷。平素气促乏力、精神不振、面色㿠白亦为脏腑虚衰，阳气虚弱之象。阳虚气血运行不畅则并见瘀血征象，如口唇紫暗、脉细为脏腑虚衰之象，故治疗当以温中健脾、和胃止痛为先，故选用附子理中汤补虚回阳、温中散寒，方中以附子、生姜辛热助阳；黄芪、党参、白术、茯苓健脾益气；陈皮、半夏燥湿健脾；瓦楞子制酸止痛，当归养血活血，菟丝子补肾助阳，炙甘草调和诸药。二诊时患者仍有畏寒，考虑脏腑虚衰已久，故加强补肾助阳之功。经治后诸症消失，阳回阴退，故改汤剂为丸剂，予金匮肾气丸善后调理。

病案三

姓名：田某原，性别：男，年龄：65岁，籍贯：福建福州。

初诊：2018年12月4日。

主诉：胃脘部胀痛1周。

简要病史：1周前出现胃脘部胀痛，自觉口淡无味，时有恶心、嗳气，无呕吐，纳欠佳，寐尚可，小便尚可，大便质黏。舌淡，苔白厚腻，脉沉滑。既往有2型糖尿病病史10余年，曾行电子胃镜检查提示"慢性胃炎"。

中医诊断：胃痛——痰湿中阻证。

治法：健脾祛湿，行气止痛。

方药：平胃散合二陈汤加减。

苍术9g	厚朴9g	陈皮9g	茯苓15g
党参15g	香附10g	茯苓15g	白术9g
炒麦芽24g	姜半夏9g	砂仁4.5g^{（后入）}	草豆蔻5g
甘草3g			

共7剂，水煎服日1剂，早晚分次温服。

二诊（2018年12月12日）：患者诉服药后胃脘部胀痛缓解，食欲较前改善，仍偶有嗳气、泛酸，舌淡胖，苔薄白腻，脉滑。考虑服上方后痰湿较前减退，予中药守上方去化湿之砂仁、草豆蔻，加海螵蛸15g制酸止痛，续进14剂后胃痛痊愈。

按语：该患者年近七旬，脾胃日渐亏虚，脾虚失运，气机不畅，不通则痛，故见胃脘胀痛；水谷精微无法上荣舌窍，则见口淡无味；脾失健运，津液无以输布，聚液成痰，痰湿中阻，故大便质黏，舌淡、苔白厚腻，脉沉滑。病机总属脾虚失运、痰湿中阻。该患者为脾虚痰湿积滞且尚无热象，治疗旨在健脾祛湿，选用平胃散合二陈汤加减治疗。方中取平胃散原方，去生姜、大枣，借用砂仁、草豆蔻辛散之性，以行气止痛、温中祛湿，再配伍二陈汤燥湿健脾，佐以党参、白术、茯苓益气健脾，和胃消痞，以绝生痰之源；香附行气止痛；炒麦芽消食和胃。诸药相配，共奏健脾祛湿、行气止痛之功。

周老指出，脾胃病证多因脾胃枢机不利、痰湿内阻所致，此由脾脏生理功能所决定，脾为水谷精微输送的枢纽，脾运失司，则水谷精微内停，导致痰湿内生、气机阻滞。根据上述特性，在诊治脾胃病症时，重视对后天之本的调护，灵活应用补脾、健脾、运脾、醒脾，往往收效。

病案四

姓名：唐某凌，性别：男，年龄：38岁，籍贯：福建福州。

初诊：2020年9月14日。

主诉：反复胃脘疼痛1年。

简要病史：1年前因节食减肥后出现饥饿感明显，胃脘疼痛，食后痛减，嗳气，反酸，肢体乏力，纳差，寐欠安，大便不成形，小便尚调。舌质淡，苔薄白，脉弱。曾多次就诊外院，西医治疗后症状仍反复。既往糖耐量异常病史2年。

中医诊断：胃痛——脾胃虚弱证。

治法：益气健脾，行气止痛。

方药：香砂六君子汤加减。

木香3g^{（后入）}	砂仁3g^{（后入）}	党参15g	黄芪15g
炒白术9g	茯苓15g	陈皮9g	半夏9g
海螵蛸15g^{（先煎）}	炒瓦楞15g^{（先煎）}		甘草3g

共7剂，水煎服日1剂，早晚分次温服。

二诊（2019年9月22日）：服药后胃脘疼痛、肢体乏力较前好转，纳尚可，无反酸，大便质稀，舌质淡苔薄，脉弱。故予中药守上方去海螵蛸、炒瓦楞，改党参30g、白术15g加强健脾益气之功。续服14剂。服药后诸症均减，2周后随访胃痛未复发。

按语：该患者以"反复胃脘疼痛1年"为主症，属中医"胃痛"范畴。患者因饮食不节导致脾胃虚损，运化失司，水谷精微难以输布四肢，见肢体乏力；气机郁滞，胃失和降，故见嗳气、反酸；脾气虚弱，一则不荣则痛，二则气滞不通而痛，病机以脾胃气虚、气机阻滞为主，方选香砂六君子汤加减。在组方上，周老遵循原方配伍组成，加用黄芪增强补气之力，予海螵蛸、瓦楞子制酸保护胃黏膜，缓解胃脘痛症状。患者长期节食，脾胃之气大伤，治疗上应先重补养脾气，待脾气渐复，诸症皆可缓解。二诊时，患者症状较前明显改善，无反酸，故上方去海螵蛸、瓦楞子，但大便仍未成形，故予党参、白术加量加强益气健脾之功。

周老十分重视后天之本的调护，认为现代人以瘦为美，通过节食来减肥的方式不可取，提倡合理膳食、科学减重，重视保护脾胃之气，认识脾胃为全身枢纽地带，脾胃耗伤，日久将影响五脏六腑的运转。

病案五

姓名：连某燕，性别：女，年龄：56岁，籍贯：福建平潭。

初诊：2019年6月6日。

主诉：胃脘胀痛1月余。

简要病史：1月余前因大怒后出现胃脘胀痛，疼痛连及两肋，遇事则复发，嗳气，喜叹息，纳差，寐欠安，小便尚调，大便不畅。舌淡红，苔薄白，脉弦。既往行电子胃镜检查示慢性糜烂胃炎。2型糖尿病病史7年。

中医诊断：胃痛——肝胃不和证。

治法：疏肝解郁，理气止痛。

方药：柴胡疏肝散合平胃散加减。

柴胡6g	白芍9g	郁金9g	香附9g
枳壳9g	苍术6g	厚朴6g	陈皮9g
川楝子10g	首乌藤30g	合欢皮30g	甘草3g

共7剂，水煎服日1剂，早晚分次温服。

二诊（2019年6月14日）：服上方后，胃脘胀痛较前明显好转，仍有嗳气泛酸，纳寐尚可，二便尚调，舌淡红，苔薄白，脉缓。守上方加瓦楞子15g、海螵蛸15g制酸止痛。续服14剂后诸症均减，3月后随访胃脘胀痛未复发。

按语：该患者因大怒而致肝气横逆犯胃，木旺克土，故出现胃脘胀

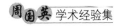

痛，连及两肋；累及脾胃，运化失职，则纳差、大便不畅；肝郁气滞可见嗳气、喜叹息。病机属肝胃不和，方以柴胡疏肝散合平胃散加减，在组方时将柴胡疏肝散原方中的川芎改为郁金，重在疏理肝气，其余组方用意较原方一致，结合脉弦，更明确肝气郁结为主要核心病机，而胃脘胀痛属继发症状，故疏肝同时兼和胃止痛，配伍首乌藤、合欢皮解郁而安神。服药1周后，患者胃脘胀痛明显改善，脉象逐渐平稳，但仍有嗳气，故在原方基础上加周老喜用的瓦楞子、海螵蛸药对，瓦楞子咸平，入肺肝经，能消痰软坚、消瘀散结、制酸止痛。海螵蛸咸、涩、温，具有收敛止血、固金止带、制酸止痛、收湿敛疮之功。周老将二者配伍用于制酸止痛，临床中见胃痛、嘈杂、烧心、反酸者，用之往往能取得满意的疗效。

二、胃痞

病案一

姓名：李某成，性别：男，年龄：64岁，籍贯：福建宁德。

初诊：2018年9月2日。

主诉：反复脘腹痞闷3月。

简要病史：3月前出现脘腹痞闷，嗳气吞酸，食后尤甚，食欲不振，胃中灼热，寐安，小便正常，大便通，舌淡苔薄白，脉沉细。曾多次就诊于外院，治疗后症状反复。既往查电子胃镜提示慢性萎缩性胃炎。糖尿病病史10余年。

中医诊断：胃痞——脾胃虚弱，胃失和降。

治法：益气健脾，和胃降逆。

方药：香砂六君子汤加减。

| 党参15g | 茯苓15g | 白术15g | 姜半夏10g |
| 陈皮10g | 木香6g^{（后入）} | 砂仁4.5g^{（后入）} | 黄连3g |

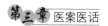

竹茹10g　　　　枳实10g　　　　麦芽24g　　　　海螵蛸15g^{（先煎）}

甘草3g

共7剂，水煎服日1剂，早晚分次温服。

二诊（2018年9月11日）：脘痞泛酸较前显著减轻，但觉口淡乏味，二便正常。舌淡苔薄白，脉沉细。守上方加神曲10g、鸡内金15g消食和胃，续服14剂。服药后诸症均减，1年后随访胃痞未复发。

按语：患者因脾胃受损，运化受纳失常，升降失司，故而出现脘腹痞闷，食欲不振。脾胃虚弱，肝木乘脾土，横逆犯胃，郁而化火，故出现胃中灼热。病机总属脾胃虚弱，胃失和降，故在立法选方时以健脾助运为先，用香砂六君子汤培中土，助运化。方中党参、白术、茯苓、木香、陈皮、半夏、砂仁、甘草取香砂六君子汤之意，健脾益气和胃，理气止痛；柴胡、枳实能疏解少阳之郁滞，理气畅中；少佐黄连、竹茹清泄胃热；海螵蛸制酸止呕，甘草调和诸药。上药合用，共成健脾益气、和胃降逆之功。二诊时患者脘痞泛酸较前缓解，但觉口淡乏味，故在前方基础上，加神曲、鸡内金消食和胃助运。

周老治病多从脾胃入手，认为不仅在脾胃病症，在治疗其他内科疾病时，也要注意调脾胃畅达气机，鼓舞中州气化，用药特点为质不轻不重，味不厚不薄，贵在灵活辨证，扶中益胃，兼顾他症，调和上下，调和气机。

病案二

姓名：陈某婷，性别：女，年龄：35岁，籍贯：福建福州。

初诊：2018年6月20日。

主诉：胃脘痞闷2月余。

简要病史：2月余前夜间进食烧烤后出现胃脘痞闷，自觉胃中嘈杂，口干不欲饮，口苦，无恶心、呕吐，无腹痛、腹泻，无畏寒、发热，无胸闷、心悸，至当地诊所予中西医治疗后（具体不详）症状稍缓解，但仍有反复。辰下：脘腹痞闷、口干口苦，纳少，寐尚可，小便色黄。大便质干，舌红，苔黄腻，脉滑数。糖尿病病史半年。

中医诊断：胃痞——湿热中阻证。

治法：清热化湿，和胃消痞。

方药：王氏连朴饮加减。

黄连3g	厚朴9g	石菖蒲9g	姜半夏9g
芦根30g	栀子9g	淡豆豉9g（后入）	陈皮9g
瓜蒌30g	火麻仁24g	甘草3g	

共7剂，水煎服日1剂，早晚分次温服。

二诊（2018年6月28日）：患者诉胃脘痞闷好转，大小便通，仍感纳食欠佳，予中药守上方去瓜蒌、火麻仁，加鸡内金15g消食健胃助运。续进7剂后复诊诉诸症均好转。

按语：该患者因饮食不节，损伤脾胃，脾失健运，湿邪内生，日久蕴而化热，导致湿热内扰、胃失和降，故见胃脘痞闷、纳少。湿热耗伤津液，故见口干口苦，小便黄；肠道津液亏虚，失于濡润，故见大便干。结合患者舌红、苔黄腻、脉滑数，亦为湿热中阻证。治以清热化湿，和胃消痞，方予王氏连朴饮加减。王氏连朴饮为湿热蕴结中焦常用方，周老保留原组方用意，予黄连、栀子清热燥湿；半夏、厚朴、石菖蒲宣畅气机、燥湿辟浊；淡豆豉泄热除烦，透邪热外出；芦根清热生津，防药性辛燥同时，亦助胃生津，降浊行滞；加用陈皮，增强健脾燥湿、行气和中之力；瓜蒌、火麻仁辅以润肠通便。临证治疗湿热并重证时，宜兼顾清热、祛湿，燥湿同时不忘固护津液，旨在清热不留邪，燥湿不伤津。

病案三

姓名：何某金，性别：女，年龄：60岁，籍贯：福建泉州。

初诊：2019年5月9日。

主诉：脘腹痞满1周。

简要病史：1周前因情绪激动后出现脘腹痞满，无反射痛，口苦，心烦易怒，躁扰不宁，纳差，寐欠安，小便色黄，大便质干。舌红，苔薄黄，脉弦数。2型糖尿病病史12年。

中医诊断：胃痞——肝火犯胃证。

治法：疏肝泄热，和胃消痞。

方药：栀子清肝饮加减。

柴胡6g	黄芩9g	白芍9g	栀子9g
枳壳9g	牡丹皮6g	郁金9g	黄连3g
厚朴9g	芦根30g	火麻仁24g	甘草3g

共7剂，水煎服日1剂，早晚分次温服。

二诊（2019年5月17日）：患者诉脘腹痞满、口苦、大便干等症状较前好转，守上方续服7剂巩固疗效。考虑患者平素易急躁，嘱其调畅情志，少思虑，适当运动，可常服逍遥散疏肝解郁。

按语：该患者因情志不畅，肝失条达，气机郁滞，日久郁而化火，横逆犯胃，故出现脘腹痞满、纳差；火热之邪耗液伤津，内扰心神，故见口苦、心烦易怒、躁扰不宁、寐欠安。结合患者舌脉象，为肝火犯胃证，方用栀子清肝饮加减，方中牡丹皮、栀子清肝泻火；柴胡、黄芩解少阳郁热；郁金疏肝解郁；白芍养血柔肝；少量黄连泻胃火；芦根清胃生津；厚朴宽中理气；火麻仁润肠通便。全方共奏疏肝泄热，和胃消痞之功。随着现代生活方式的改变，临床可见胃病患者多合并紧张焦虑等情绪，治疗时不仅注重治疗胃病本病，也需注意调畅气机，配伍疏肝解郁之品。

病案四

姓名：游某慧，性别：男，年龄：58岁，籍贯：福建福州。

初诊：2019年4月22日。

主诉：反复胃脘痞闷5年余。

简要病史：5年前出现胃脘痞闷，伴嗳气吞酸，就诊当地医院，查电子胃镜提示"慢性胃溃疡"，予抑酸护胃等治疗后缓解，但此后仍反复发作。3月前同学聚餐饮食量多后出现胃脘痞闷再发，嗳气频频，伴腹胀，不欲饮食，口干口苦，大便不畅，自觉疲乏困倦，小便正常。舌红，苔黄腻，脉滑。2型糖尿病病史10年，目前予诺和锐30及阿卡波糖、二甲双胍控制血糖，近期血糖控制不佳，糖化血红蛋白11.8%。

中医诊断：胃痞病——脾胃湿热证。

治法：清热祛湿，和胃消痞。

方药：

黄连片3g	厚朴9g	制陈皮9g	姜半夏9g
茯苓15g	砂仁3g^(后下)	苍术9g	丹参15g
茵陈15g	海螵蛸15g	瓦楞子15g	麦冬10g
北沙参15g	甘草片3g		

共7剂，水煎煮，每日1剂，早晚餐后内服。

二诊（2019年4月30日）：患者诉服上方后症状缓解，予守上方续进14剂。后胃脘痞闷明显好转，定期门诊中药治疗，患者对治疗效果很满意。

按语：现代消渴病发病率逐年升高，多因今人过食肥甘厚味。"饮食自倍，肠胃乃伤"，致使食积、湿浊、气滞相互交结，阻碍脾胃气机升降使"脾不为胃行其津液"发为消渴。消渴病合并脾胃病者居多，究其原因乃二者病机根本均为脾胃功能受损，影响脾胃损伤的因素除饮食不节、气候湿热外，消渴病患者服用降糖药物如二甲双胍等也可损伤脾胃功能。该患者乃饮食自伤，损伤脾胃，脾胃不运，酿生湿浊，郁而化热，脾胃湿热所致的胃痞。方以黄连、厚朴清热泻火，行气和胃；苍术、茯苓、半夏、陈皮益气健脾，燥湿化浊；砂仁、茵陈清热化湿；海螵蛸、瓦楞子制酸止痛；丹参行滞化瘀，补中寓通；麦冬、北沙参养阴清热；甘草调和诸药。全方温清并用，药物精专，使湿祛热清，气行胃和。

病案五

姓名：王某华，性别：男，年龄：67岁，籍贯：福建福州。

初诊：2020年4月1日。

主诉：反复胃脘部胀痛17年。

简要病史：17年前出现胃脘部胀痛，食欲不佳，平素容易疲乏，曾行电子胃镜检查诊断"慢性浅表性胃炎、胃多发性息肉"，并行"胃镜下息肉电切术"，平素长期口服"奥美拉唑制酸保胃，多潘立酮促胃动力"。1月前胃脘部胀闷再发，进食后加重，伴腹胀，纳呆，寐尚可，大便不成形，小便正常。舌淡胖，有瘀点，苔薄黄腻，脉缓。2型糖尿病病史20余年，血糖控制尚可。

中医诊断：胃痞病——脾虚湿阻证。

治法：健脾化湿，和胃消痞。

方药：

党参片18g	黄芪15g	白术10g	茯苓15g
苍术9g	厚朴9g	制陈皮9g	法半夏9g
川芎9g	丹参15g	茵陈15g	甘草3g
砂仁3g^{（后入）}			

共7剂，水煎煮，每日1剂，早晚餐后内服。

二诊（2020年4月16日）：患者服药后胃脘部胀闷好转，无诉腹胀，纳食较前改善，舌淡胖有瘀点苔白腻脉缓，守方续服7剂。

三诊（2020年4月25日）：服药后胃脘部胀闷明显好转，大便成形，纳食可，诸症好转，守方续进14剂。后患者定期至门诊中药治疗。

按语：脾胃相为表里，胃受谷而脾磨之，二气平调，则谷化而能食，若虚实不等，水谷不消，故令腹内虚胀或泄，不能饮食。脾既病则胃不能独行津液，亦从其病，故治疗上因脾胃同调。该患者消渴病久，加之长期胃病，胃脘部胀闷进食后加重，大便不成形，纳呆，结合舌脉乃脾虚湿阻证。方以党参、黄芪、白术、茯苓益气健脾；陈皮、半夏、苍术、厚朴燥湿运脾；砂仁行气和胃；茵陈清热化湿；考虑患者久病，且舌有瘀点，适当配伍川芎、丹参活血养血，祛瘀生新；甘草调和诸药。全方以益气健脾之品配伍燥湿化痰之药，补泻兼施，标本兼治，且药性中正平和，适合消渴病患者长期久服而不伤正。

三、呕吐

姓名：陈某明，性别：女，年龄：27岁，籍贯：福建宁德。

初诊：2021年3月15日。

主诉：反复多尿、口干多饮9年，再发伴恶心呕吐2天。

简要病史：9年前出现多尿、口干多饮，就诊宁德市人民医院，诊断"1型糖尿病"，住院予胰岛素皮下注射控制血糖等治疗(具体不详)，出院后未配合饮食及运动控制，血糖控制不佳，后多次因"1型糖尿病伴有酮症酸中毒"于外院住院治疗，现规律予"门冬胰岛素、地特胰岛素"皮下注射控制血糖。1天前出现恶心、呕吐，呕吐物为胃内容物，伴上腹部胀痛，无呕血、黑便，无腹泻，就诊我院急诊科，查尿常规示：尿糖3+，尿酮体2+；查生化示：钾：3.38mmol/L↓，糖：10.64mmol/L↑，碳酸氢根：13.5mmol/L↓，急诊拟"1型糖尿病性酮症酸中毒"收住我科。辰下：恶心呕吐，伴上腹部胀痛，神疲乏力，面色㿠白，大便正常，小便正常，纳呆，夜寐欠佳。舌淡嫩，苔白腻，脉细。

中医诊断：呕吐——脾虚湿阻证。

治法：健脾祛湿，和胃止呕。

方药：党参15g　　茯苓15g　　白术15g　　陈皮9g

　　　姜半夏9g　　苍术6g　　厚朴9g　　砂仁4.5g

　　　枳壳9g　　　生姜3片　　甘草3g

共3剂，浓煎，每日1剂，早晚温服。

西医予纠正酸中毒，补液消酮，抑酸护胃等治疗。

二诊（3月19日）：服药后恶心呕吐、上腹部胀痛明显好转，纳呆、神疲乏力，舌淡嫩，苔白腻，脉细。守上方加炒麦芽24g助消化、和中下气。续服4剂。

三诊（3月24日）：患者无诉恶心呕吐、上腹部胀痛，纳食较前好转，仍觉疲乏，予中药守上方加黄芪15g以加强益气健脾之力。续服5剂后诸症好转出院。

按语：本患者系西医糖尿病胃轻瘫，是由糖尿病胃肠自主神经病变所致，临床典型症状为恶心、呕吐、腹胀、厌食、嗳气等，症状多在进食后加重。本病多以脾胃虚弱为本，兼夹气滞、痰浊、湿热之邪为标。临证配合中药治疗多可获效。该患者因先天禀赋不足，脾胃虚弱，津液不能上承于口，故口干多饮；脾虚失运，水谷难转为精微，而精微物质从小便直渗而出，故多尿。脾虚不运，湿浊内生，气机阻滞，胃失和降，故见恶心呕吐、上腹部胀闷、纳呆；湿阻中焦，气血生化无源，五脏六腑、四肢百骸失其所养，故见神疲乏力、面色㿠白。舌淡嫩、苔白腻、脉细乃脾虚湿阻证。方以党参、茯苓、白术健脾益气，陈皮、半夏燥湿化痰，苍术、厚朴行气和胃止呕，砂仁芳香化湿醒脾，枳壳宽胸理气除胀，配伍呕家圣药"生姜"，引诸药直达病所。全方以益气健脾之品，配伍燥湿化痰之药，补泻兼施，标本并治。且甘温补脾可助运化之功，燥湿化痰除中焦之湿，又能助脾运之复。

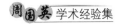

四、腹痛

病案一

姓名：吴某妹，性别：女，年龄：82岁，籍贯：福建福州。

初诊：2016年9月2日。

主诉：反复口干多饮20余年，左上腹持续性疼痛1天。

简要病史：20余年前出现口干多饮，完善检查后诊断为"2型糖尿病"，现予"优泌乐25"皮下注射控制血糖，自测餐后血糖波动在15~20mmol/L。1天前进食肥肉后出现左上腹持续性疼痛，恶心呕吐，伴恶寒发热，上腹部压痛，小便色黄，大便不通。舌红，苔黄厚腻而干，脉滑。查血常规示白细胞及超敏C反应蛋白升高，血尿淀粉酶升高。诊断"2型糖尿病伴血糖控制不佳，急性胰腺炎（水肿型）"于我科住院治疗。西医积极控制血糖，静脉补液支持、纠正水电解质紊乱等处理。

中医诊断：腹痛——脾胃实热、肝胆气滞证。

治法：清热解毒，通里攻下，疏肝利胆。

方药：清胰饮加减。

柴胡10g	黄芩10g	郁金10g	姜半夏10g
枳实12g	茵陈15g	栀子10g	神曲10g
川楝子10g	川黄连6g	木香6g (后下)	川厚朴6g
生大黄9g (后下)			

共7剂，水煎服，每天服清胰饮2剂，分4次服。

二诊（2016年9月9日）：服用3天后，患者大便通，日2~3次，初干结，后便溏腐臭，发热退去，腹痛明显减轻，仍有轻微隐痛，舌红有津液，苔黄减退转为薄苔，血尿淀粉酶较前下降，服药期间服用少量清粥。故予调

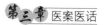

整方药如下。

柴胡10g	黄芩10g	郁金10g	姜半夏10g
枳实12g	神曲10g	栀子10g	生大黄3g^(后下)
川楝子10g	川黄连6g	木香6g	川厚朴6g
茯苓15g	葛根10g		

共5剂，水煎服日1剂，早晚温服。

三诊（2016年9月14日）：患者腹痛消失，血常规及血尿淀粉酶均恢复正常，纳少，故予上方服用加麦谷芽各15g加强健脾开胃之功，服用7剂后腹痛未发。

按语：患者既往糖尿病史，因进食油腻食物后出现左上腹持续性疼痛，结合血尿淀粉酶升高，西医诊断"急性胰腺炎（水肿型）"，属中医"腹痛"范畴，四诊合参为脾胃实热、肝胆气滞之证，治疗当以清热解毒，通里攻下，疏肝利胆。方以清胰汤加减，方中柴胡、郁金、川楝子疏肝理气；黄芩、栀子清泻少阳泻热；茵陈清热利湿，黄连清泻脾胃实热；生大黄清热解毒，通里攻下，给邪以通路；半夏下气散结，枳实、川厚朴助大黄通下导滞；神曲助消食导滞；木香调和气机，调整脾胃气机升降。全方合用，以达肝疏气行郁解，胃和气降乃呕平；积消滞通则痞止；热清邪祛而疡除。二诊时患者症状好转，舌苔转薄，故予去茵陈，减少大黄用量以防苦寒伤胃。加茯苓健脾益气促进脾胃功能恢复，葛根益胃生津。方中集清泻、疏利、导滞、升降于一体，收效显著。

五、泄泻

病案一

姓名：王某，性别：男，年龄：50岁，籍贯：福建福州。

初诊：2017年8月5日。

主诉：排稀便3天。

简要病史：3天前过食西瓜后出现大便次数增多，排稀水样便5~8次，伴肠鸣腹痛，无恶心、呕吐，无里急后重，无黏液脓血便，自行予蒙脱石散止泻后缓解。但患者仍自觉乏力，口干，肠鸣腹胀，大便日行2~3次，不成形，小便正常，纳食欠佳，夜寐尚可。舌质淡红，苔白腻，脉缓。2型糖尿病病史2年，平素血糖控制可，糖化血红蛋白6.6%。

中医诊断：泄泻——寒湿困脾证。

治法：散寒祛湿止泻。

方药：藿香正气散加减。

藿香9g	紫苏梗9g	砂仁4.5g^(后下)	苍术9g
厚朴9g	陈皮9g	神曲9g	白术15g
茯苓15g	泽泻15g	车前子15g^(布包)	姜半夏9g
黄连3g	甘草3g		

共5剂，水煎服日1剂，早晚温服。

二诊（2017年8月11日）：患者诉大便正常，日行一次，大便成形，仍觉纳食不佳，口淡不欲饮食，易疲劳，舌淡红苔薄白腻，脉细。考虑为脾虚证，故改予六君子汤加减。具体方药如下。

陈皮9g	姜半夏9g	党参15g	茯苓15g
白术15g	炒山楂10g	鸡内金10g	炒麦芽24g
甘草3g			

共7剂，水煎服日1剂，早晚温服。后随访患者诉已痊愈。

按语：该患者因夏暑炎热之日，过食生冷西瓜，导致内伤湿滞，脾胃升降失常，故见大便次数增多、排稀水样便、肠鸣腹胀。脾胃失和，故见纳呆。结合患者舌淡红苔白腻，脉缓，均为寒湿困脾之证。方以藿香正气散加减.方中藿香芳香而化在里之湿浊，且可辟秽和中、降逆止呕，为君药。配以紫苏梗、苍术、半夏、神曲、陈皮燥湿和胃，助藿香解表化湿，共为臣药。白术、茯苓健脾祛湿；厚朴行气化湿消胀，共为佐药。黄连入脾胃经，苦寒燥湿。车前子、泽泻利水渗湿，使利小便实大便。甘草调和诸药，为使药。诸药合用，使湿浊内化，气机通畅，脾胃调和，诸症自愈。复诊时患者泄泻已止，但仍有一派脾虚湿滞之象，故治疗上改予六君子汤加健脾开胃消导之品，奏补脾益气、和胃化湿之效。藿香正气散为周老夏暑季节的常用方，具有解表和中、芳香化湿的功效，福州地区湿热盛，夏季或伤阴暑，或伤饮食者居多，临床见恶寒发热，呕吐泄泻，舌苔白厚而腻者多加减使用，每每收效。

病案二

姓名：吴某梅，性别：女，年龄：62岁，籍贯：福建连江。

初诊：2019年11月13日。

主诉：间断腹泻2年余，再发1周。

简要病史：2年前出现腹泻，以稀水样便为主，泻时伴脐周胀痛，无恶心、呕吐，无黏液脓血便，无里急后重，于当地医院治疗后腹泻止。但反复发作，食少，食后腹闷不舒，稍进油腻食物或劳累后常出现泄泻。1周前泄泻再发，排稀水样便，日4次左右，腹胀，小便少，自觉乏力，纳差，夜寐欠安。舌质淡胖，苔薄白腻，脉弱。2型糖尿病病史6年。

中医诊断：泄泻——脾虚湿盛证。

治法：健脾益气，渗湿止泻。

方药：参苓白术散加减。

党参15g	茯苓15g	炒白术10g	炒扁豆15g
山药15g	砂仁4.5g^{（后入）}	薏苡仁15g	陈皮9g
莲子9g	木香6g^{（后入）}	车前子9g^{（布包）}	泽泻9g

甘草3g

共7剂，水煎服日1剂，早晚温服。

二诊（2019年11月13日）：患者诉大便次数减少，每日2~3次，粪质较前变稠，腹胀好转，予中药守上方续服14剂。

三诊（2019年11月28日）：患者诉大便已成形，每日一次，腹胀消失，精神好转，食欲改善，故予上方去木香、车前子、泽泻，续进14剂，巩固疗效，随访半年无复发。

按语：腹泻属中医"泄泻"范畴，是临床上常见的消化系统疾病。该患者消渴病史，乃脾胃虚弱，运化失司，湿浊内停所致泄泻。《景岳全书·泄泻》曰："饮食不节，起居不时，以致脾胃受损，则水反为湿，谷反为滞，精华之气不能输化，乃致合污下降而泻利作矣。"方以参苓白术散加减，方中党参、白术、茯苓健脾祛湿为君药，山药、莲子肉既能健脾又能涩肠止泻，白扁豆、薏苡仁健脾化湿，四药共为臣药。佐以砂仁芳香醒脾，行气和胃；桔梗宣开肺气，通利水道，并能载药上行，以益肺气而成培土生金之功。木香健脾消食，行气消胀。车前子、泽泻利水祛湿，取其"利小便实大便"之意。甘草调和诸药。诸药相合，益气健脾，渗湿止泻。复诊时患者大便成形，腹胀消失，故予去木香、车前子、泽泻，以参苓白术散原方续服。

周老指出，治疗泄泻切忌"见泻止泻"，警惕闭门流寇，需辨清病机虚实，该患者乃"脾胃虚损"所致泄泻，故治疗以健脾益气，渗湿止泻为法，使脾得健运，清阳得升，浊阴得降，各行其道，方能药到病除。

六、便秘

病案一

姓名：林某容，性别：女，年龄：72岁，籍贯：福建福州。

初诊：2017年2月6日。

主诉：反复多尿、口干多饮12年，大便干结2年。

简要病史：12年前患者出现多尿、口干多饮，就诊我院，诊断"2型糖尿病"，现予"门冬胰岛素30"早晚皮下注射控制血糖，近期查糖化血红蛋白：8.20％。2年来反复大便干结，2~3日1行，伴腹胀痛，口干口苦，心烦，口唇干裂，纳寐尚可。舌红，苔黄燥，脉滑。

中医诊断：便秘——肠道燥热，津伤便结。

治法：滋阴清热，润肠通便。

方药：麻子仁汤合增液汤加减。

处方：麻子仁30g　　厚朴12g　　枳实12g　　白芍15 g

　　　　杏仁9g　　　生地黄30 g　瓜蒌24g　　栀子9g

　　　　玄参15g　　　麦冬15g　　沙参15g　　石斛15g

　　　　甘草3g

共7剂，水煎日服1剂，早晚温服。

二诊（2017年2月14日）：大便已通，日1次，余症好转，效不更方，继服上方共20余剂，大便干结诸症消失，后以丸药善后，巩固疗效。

按语：该患者消渴日久，素体阴津亏虚，以阴虚为本，燥热为标。脾主为胃行其津液，今胃强脾弱，合并有胃肠燥热，脾阴不足的表现，属《伤寒论》之"脾约"。方选麻子仁汤合增液汤加减，以麻子仁润肠通便，杏仁上肃肺气、下润大肠，白芍养血敛阴，枳实、厚朴、瓜蒌泄热通便，栀子清热除烦，生地黄、玄参、麦冬、沙参、石斛滋阴清热、生津止渴。全方合用，使燥热去津液复，而大便自调。消渴便秘主要原因之一是由于肠道蠕动减弱，导致粪便在肠道停留时间延长，水分被过分吸收，粪质变干硬，因此无论何种证型多喜加用较大剂量瓜蒌、枳壳行气，以及选用如黑芝麻、胡桃仁等润肠通便；因肺与大肠相表里，临床可选用入肺及大肠经药物，如杏仁降气通便；糖尿病病程日久入络，血脉瘀滞可合并血瘀，可加用桃仁、红花活血化瘀。此外注意生活方式干预，多食用膳食纤维丰富的食物如粗粮、蔬菜、笋干等，少食用煎炸燥热的食物。其次要养成良好的排便习惯，加强腹肌锻炼。

病案二

姓名：王某树，性别：男，年龄：72岁，籍贯：福建福州。

初诊：2016年10月21日。

主诉：反复大便秘结3月。

简要病史：3月前出现大便干结，如羊屎状，3~4日一排，未予重视，自行服用番泻叶泡水后稍好转，但仍反复干结难排。辰下：大便干结质硬，小便量少色偏黄，口干、神疲，睡眠时间短，易醒。舌红，苔薄黄，脉细。糖尿病病史10余年。

中医诊断：便秘——津亏肠燥证。

治法：滋阴增液、泄热通便。

方药：增液承气汤加减。

玄参15g	生地黄15g	沙参15g	麦冬15g
白芍9g	枳壳9g	厚朴6g	火麻仁24g
黄芪15g	党参15g	石斛15g	瓜蒌30g
珍珠母24g（先煎）		酸枣仁15g	甘草3g
大黄6g（后下）			

共7剂，水煎日服1剂，分早晚两次饭后温服。

二诊（2016年10月28日）：服药后大便通而不畅，但排便时间仍长。辰下：稍神疲，口干较前明显缓解，纳少，睡眠时间较前长，大小便尚正常。舌暗红，苔薄黄，脉细。

方药：增液汤合天王补心丹加减。

玄参15g	生地黄15g	沙参15g	麦冬15g
枳壳9g	厚朴6g	瓜蒌30g	火麻仁15g
黄芪15g	柏子仁10g	天冬10g	当归6g
党参15g	桔梗6g	茯苓10g	白术10g
丹参15g	甘草3g		

共7剂，水煎日服1剂，分早晚两次饭后温服。

三诊（2016年11月6日）：患者诉诸症好转，大便通，纳食、夜寐好转，嘱患者多饮水，多食蔬菜，适当运动，再服用麻仁丸1月巩固疗效后便秘痊愈。

按语：该患者大便干结、质硬难排、口干、神疲，属中医"便秘"范畴。患者年逾七旬，精血不足，且长期消渴病病史，本为阴虚之体，加之自行服用番泻叶更伤阴耗气，阴虚不能润养肠道、气虚不能推动，故为津亏肠燥之证，方予增液承气汤为主方滋阴增液、泄热通便，辅以麻仁丸加减润肠行气通便。患者兼有神疲，为气虚之症，故加黄芪、党参补气健脾，兼有夜寐欠佳，加珍珠母、酸枣仁重镇养心安神。复诊时患者大便通而不畅，结合其排便时间仍稍长，气虚症状明显，故加予四君子汤益气健脾，其睡眠欠佳，考虑其阴虚而阴阳失调、阳不入阴，故加予天王补心丹滋阴养血，安神助眠。嘱多饮水，多食蔬菜，适当运动。临床应用增液承气汤需注意本方虽较寒下之剂药力缓和，但也不能孟浪使用，对于阳虚便秘者忌用。

病案三

姓名：刘某华，性别：男，年龄：87岁，籍贯：福建福州。

初诊：2018年4月9日。

主诉：大便秘结半年。

简要病史：半年前出现大便秘结，3~5天排便1次，伴畏冷（就诊时已春暖季节，开制热空调、睡电热毯、盖2~3床被子仍觉得冷），自汗，活动后汗出加重，易疲乏，夜尿2~3次。既往有"高血压、糖尿病、冠心病（安装心脏起搏器）、慢性阻塞性肺疾病"病史，目前予西药降血压、降血糖（胰岛素皮下注射）、扩冠脉等治疗。因大便秘结，怕冷、多汗，多方求诊乏效。辰下：大便秘结、怕冷自汗，夜寐欠佳，夜尿增多。舌质暗淡，苔白厚，脉沉细。

中医诊断：便秘——脾肾阳虚证。

治法：补脾益肾，温阳通便。

方药：桂枝 9g　　白芍 9g　　防风6g　　白术10g

党参15g　　黄芪 15g　　麦冬10g　　五味子6g

熟附子9g　　浮小麦30g　　煅牡蛎24g^{（先煎）}　　菟丝子15g^{（包煎）}

肉苁蓉15g　　枳壳9g　　瓜蒌 30g　　甘草3g

共7剂，水煎日服1剂，分早晚两次饭后冲服。

二诊（2018年4月17日）：上述症状改善，因患者行动不便，家属代取药，遂守上方继服14剂。后随访诉畏冷症状明显改善、自汗减轻、大便通畅，继服14剂上述症状基本消失。

按语：便秘是老年人常见的一种病症，临床所见以虚为主。该患者年逾八旬，脾肾亏虚，加之既往慢性久病，累及气血阴阳，致阳气亏虚，卫外不固，故见畏冷、自汗、活动后汗出加重、易疲乏。火不生土，阳虚传送无力，故见大便秘结。治疗上以补脾肾、壮肾阳、润燥结为主。方中以桂枝、白芍调和营卫，防风、白术、黄芪益气固表止汗，党参、麦冬、五味子益气养阴，煅牡蛎、浮小麦止汗，熟附子、菟丝子、肉苁蓉补肾助阳，润肠通便，加枳壳、瓜蒌通腑行气。全方共兼顾补气、养阴、助阳，培补肾阳以润肠通便。经曰："北方黑水，入通于肾，开窍于二阴。盖以肾主五液，津液盛则大便调和"，与本案病机颇为切合。

周老指出，消渴病程多较久，且老年人多见，体质亏虚不耐攻伐，合并便秘者，多不喜用泻下作用强烈的药物，如大黄、番泻叶、芒硝等。加上长期使用泻下药物可引起大肠黑便病，反而导致便秘加重。便秘治疗应辨清阴阳虚实，切忌妄施攻下，图快一时，损其津液，反致燥结愈盛。

七、胁痛

姓名：李某华，性别：女，年龄：69岁，籍贯：福建南平。

初诊：2017年6月4日。

主诉：右胁肋胀痛2月。

简要病史：2月前出现右胁肋胀痛，劳累或进食油腻食物可加重，放射至右肩背，休息后可缓解，未予特殊诊治。3天前右胁肋疼痛再发，性质同前，遂至我科就诊，查上腹部彩超示：胆囊炎、胆囊结石、轻度脂肪肝。来诊见：右胁肋胀痛，伴见乏力、恶心呕吐，口干、口苦，烦闷纳差，夜寐尚可，小便色黄，大便干结。舌质红，苔黄腻，脉弦。2型糖尿病病史20年。

中医诊断：胁痛——肝胆湿热证。

治法：疏肝利胆，清热祛湿。

方药：

柴胡6g	白芍9g	郁金9g	枳实9g
煮半夏9g	陈皮9g	黄芩9g	川楝子9g
延胡索9g	鸡内金9g	大黄3g（后入）	栀子9g
茵陈15g	金钱草24g	甘草3g	海金沙15g（包煎）

共7剂，水煎煮，分早晚两次温服。嘱其忌辛辣酒食，调情志。

二诊（2017年6月12日）：患者诉服药后右胁肋胀痛好转，未发恶心、呕吐，仍觉乏力纳差，予中药守上方去大黄，加白术15g、茯苓15g加强健脾祛湿之功，续服7剂，水煎煮，分早晚两次温服。后随访患者右胁肋疼痛未再发作，嘱其节饮食，畅情志，注意休息。

按语：《景岳全书·胁痛》指出"以饮食劳倦而致胁病者，此脾胃之所传也"。患者因饮食不节，损伤脾胃，湿热内生，郁于肝胆，肝胆失于疏泄，发为胁痛。

肝气乘脾，故乏力、纳差、大便质稀；肝郁化热，胆汁泛溢，故见恶心，口干口苦。结合患者舌脉为肝胆湿热之征象。患者热象虽不显著，但湿热已成，故当以疏肝利胆、清热祛湿为治法。方中柴胡、白芍、郁金疏肝理气，行气止痛；川楝子、延胡索疏泄肝气，行气止痛；半夏燥湿和胃；陈皮、黄芩、栀子泄热除烦；大黄、枳实行气通腑；鸡内金消食和胃；茵陈、海金沙、金钱草清热利湿，利水排石。复诊时患者仍有乏力纳差，考虑肝气乘脾，故在前方基础上去大黄，加白术、茯苓加强健脾祛湿之功。《金匮要略》云："见肝之病，知肝传脾，当先实脾"。肝郁则气滞，气滞则血瘀，木郁化火，火旺生痰，木乘土中，往往生痰生湿。因而，对肝郁气滞者临床需顾护脾胃，以防生痰生湿。

第六节　消渴病合并不寐

消渴病合并不寐属继发不寐，在消渴病的发病过程中，每个病理阶段皆可导致不寐的发生。单纯不寐与消渴合并不寐不同，二者虽然都是阳不入阴、阴阳失交，但消渴合并不寐的发病关键在于"阴虚"。消渴病的病机主要为阴液的不足，出现燥热偏盛。而不寐的病机也是因为阴液不足或阳邪亢盛，导致阳不能入于阴。两个独立的病因具备阴虚这一个相同的病机，故而常常合而为病，多同时发生，相互作用，互相影响。消渴合并不寐的病机，以阴液亏虚为本，在此基础上，以气郁、痰热、血瘀等实邪内停为标，是本虚标实之证。治疗上以滋阴补液为本，重视疏肝理气、调气祛痰，佐以活血化瘀。

病案一

姓名：唐某明，性别：男，年龄：49岁，籍贯：福建福州。

初诊：2018年12月3日。

主诉：入睡困难2月。

简要病史：2月前因工作压力大后开始出现夜间入睡困难，心烦胸闷，口干口苦，入睡后多梦，醒后难以入睡，自服安定后症状改善但反复发作，小便正常，大便干结。舌红，苔黄腻，脉弦滑。2型糖尿病、高血压、冠心病病史6年。

中医诊断：不寐——痰热内扰证。

治法：清化痰热，养心安神。

方药：黄连温胆汤加减。

黄连 6g	竹茹10g	橘皮 9g	茯苓 15g
丹参 15g	郁金10g	合欢皮 15g	首乌藤15g
炒酸枣仁15g	枳实10g	煮半夏 9g	瓜蒌30g
甘草 3g			

共7剂，水煎日服1剂，分早晚两次饭后温服。

二诊（2018年12月10日）：患者口苦症状明显改善，睡眠较前好转，仍有入睡后多梦，舌淡红苔薄黄腻脉弦滑。继续原方案改夜交藤30g、合欢皮30g，加珍珠母24g重镇养心安神，续服28剂。后随访患者诉睡眠明显改善，停用地西泮。

按语：患者中年男性，以"入睡困难"为主症，符合中医"不寐"特点。患者消渴病史，长期过食肥甘致脾胃受损，运化失职，水液代谢失常，湿浊内生，酿生湿热。加之情志不遂郁而化火，痰热内扰心神，故不寐、心烦胸闷。舌红苔黄腻脉弦滑为痰热之象，方用黄连温胆汤加减，方中黄连、竹茹清心火化痰；橘皮、茯苓、半夏、枳实健脾益气，行气化痰；丹参、郁金行气解郁，宁心安神；瓜蒌润肠通便；合欢皮、夜交藤、炒酸枣仁解郁安神。二诊时患者睡眠改善，但睡后多梦，加予重镇安神之珍珠母，并予首乌藤、合欢皮大剂量30g服用1月后睡眠好转，停用安眠药。

周老指出，中药的安眠作用较缓，很难期望服用一二剂即能使顽固性的失眠得愈，所以应充分告知患者病情，鼓励其坚持服药。对已有服用西药安眠药习惯的患者，在开始服用中药时，不宜立即停用安眠药，可与中药联合使用一段时间后再逐渐减少安眠药的用量，直至完全停用。同时应多做疏导工作，解除对失眠的心理负担，尽量使患者在思想上得到放松。

病案二

姓名：林某花，性别：女，年龄：68岁，籍贯：福建福州。

初诊：2018年11月3日。

主诉：间断入睡困难3月。

简要病史：3月前出现入睡困难，易醒，多梦，夜间潮热，汗出，偶有心悸，纳可，小便频数，大便尚调。舌红，苔薄白，脉细，尺脉沉。2型糖尿病病史4年。

诊断：不寐——阴虚血少，虚火扰神。

治法：滋阴清热，养血安神。

方药：天王补心丹加减。

麦冬12g	太子参12g	玄参9g	柏子仁12g
蜜酸枣仁12g	知母9g	茯神15g	远志6g

郁金9g	合欢皮15g	牡丹皮6g	栀子6g
地骨皮6g	甘草3g	生龙骨15g^(先煎)	生牡蛎15g^(先煎)

共7剂，水煎日服1剂，分早晚两次饭后温服。

二诊（2018年11月11日）：患者服上方7剂后不寐明显改善，入睡时间延长，仍易惊悸，汗出及潮热明显减轻。3天前曾受凉感冒，咽痒，干咳。舌红苔薄白脉细。故予中药守上方去太子参而不敛邪，加沙参12g养阴生津，防风9g、紫苏叶9g、薄荷6g、桔梗6g疏风解表利咽，续服5剂。

三诊（2018年11月17日）：患者诉不寐明显好转，咽痒、干咳等外感症状消失，故予初诊中药续服14剂巩固疗效后不寐明显改善。

按语：不寐的基本病机主要是阴阳失调，阳不入阴所致。早在《黄帝内经》中就有"卫气不附于阴，常留于阳，留于阳则阳气满，阳气满则阳跷盛，不得入于阴则阴气虚，故自不暝也"的论述。周老指出，老年女性，尤其平素喜思虑者，往往损伤营阴，出现阴虚血少，虚火扰神之象，临证中往往以滋阴清热为主，佐以重镇或养心安神药物，常获良效，另应当注重疏肝解郁，同时若气血亏虚明显或体质虚弱者还应当注意调理脾胃，因为一则脾胃为气血生化之源，是神志的物质基础；二则脾胃的生化及运化功能在心肾相交的过程中起重要作用。该患者消渴病史，乃阴虚血少，虚火扰神所致的不寐，治疗期间出现外感，在前方基础上按阴虚感冒辨证治疗，少佐疏风解表利咽之品，临证应注意灵活机变，随症加减。

病案三

姓名：李某琴，性别：女，年龄：46岁，籍贯：福建福州。

初诊：2020年9月21日。

主诉：间断性入睡困难2月，伴月经紊乱1月。

简要病史：2月前出现入睡困难，多梦易醒，醒后再难入睡，心烦不宁，胸闷脘痞，潮热汗出，偶有头晕耳鸣。在外院治疗，效果不佳。近一次月经当至未至，纳可，寐差，大小便尚可。舌暗红，苔白腻，脉弦。

中医诊断：不寐——痰瘀互结证。

治法：养血活血，化痰理气安神。

方药：桃红四物汤加减。

燀桃仁9g	红花6g	当归9g	生地黄15g
川芎9g	北柴胡3g	枳壳6g	赤芍9g
法半夏9g	紫苏梗6g	厚朴6g	茯苓15g
陈皮9g	地骨皮15g	首乌藤30g	合欢皮30g
炒酸枣仁15g	甘草3g		

共7剂，水煎日服1剂，分早晚两次饭后温服。

二诊（2020年9月29日）：患者初诊3天后，因服药期间过食油腻食物致脾胃受损，出现腹胀、腹痛，口干口苦，偶有恶心欲呕。当时入睡困难症状较前改善，睡眠质量提高，仍偶有心烦胸闷，多梦，舌暗红，苔黄腻，脉弦滑。考虑患者睡眠已较前好转，又因食物所伤出现病情变化，故于原方基础上去红花，加茵陈15g、栀子15g以清热化湿，续服14剂。

三诊（2020年10月14日）：患者诸症好转，睡眠较前明显改善，月经复至。

按语：不寐多因饮食不节，情志失常，劳倦、思虑过度及病后、年迈体虚等导致心神不安，神不守舍而致病。患者渐趋"七七"之年，肾气及任冲二脉渐衰。望之神色，愁容犹在，应为平素多喜思虑之人。患者喜忧喜思则易伤脾，而脾主运化，水液不得脾运，蕴藏于内生湿，久而成痰，正如《黄帝内经》所云"诸湿肿满，皆属于脾"，又情志不遂，忧思过度，气郁而血行不畅，痰瘀互结于内，扰乱心神，而不寐。故治疗上当先养血活血，再以化痰顺气之品推动血行，气血运行流畅，营卫调、阴阳和，夜间阳气得以入阴，则寐自安。方用桃红四物汤为主养血活血，加陈皮、半夏、茯苓、紫苏梗、厚朴理气化痰，首乌藤、合欢皮、酸枣仁解郁安神。患者消渴病史，阴虚之体，夜间潮热汗出，故加地骨皮清透虚热。

病案四

姓名：陈某英，性别：女，年龄：85岁，籍贯：福建福州。

初诊：2018年7月22日。

简要病史：糖尿病病史20余年，伴有多个并发症，近3~4年患抑郁伴焦虑症，予西药常规治疗。近1月来出现夜间烦躁、寐差，触事易惊，胆怯心悸，倦怠乏力，症状加重，大便秘结，3~4天需开塞露通便，便如羊屎，小便正常。舌质淡苔薄白，脉沉细。

中医诊断：不寐——心胆气虚证。

治法：益气镇惊，安神定志。

方药：安神定志丸加减。

党参15g	当归9g	白术30g	石菖蒲9g
远志9g	茯神15g	茯苓15g	龙骨30g^{（先煎）}
炒酸枣仁15g	知母9g	瓜蒌30g	珍珠母24g^{（先煎）}
肉苁蓉15g	火麻仁24g	枳壳12g	甘草3g

共10剂，水煎日服1剂，分早晚两次饭后温服。

二诊（2018年8月4日）：患者诉服药后大便通，夜间烦躁、寐差改善，效不更方，续守上方14剂巩固治疗。

按语：《沈氏尊生书》云："心胆惧怯，触事易惊，梦多不祥，虚烦不眠。"本案患者长期抑郁伴焦虑症，近1月出现夜间烦躁、寐差，触事易惊，胆怯心悸，故病机简明，证属心胆气虚证。心虚胆怯则睡眠不实，噩梦纷纭，闻响易惊；心神失养，故而心悸；倦怠乏力因气虚所致。气虚无力推动，日久燥屎内结，故见大便秘结。治以益气镇惊，安神定志，辅以益气润肠通便。方用安神定志丸加减，方中重用龙骨、珍珠母重镇安神，又配以炒枣仁、远志、茯神、知母清热除烦、养心安神，标本兼治；当归补血益气，党参、茯神、白术益脾胃之气，化源以上奉心气。瓜蒌、肉苁蓉、火麻仁、枳壳合用行气润肠通便。药对其证，故见效甚速。

第七节　消渴病合并淋证

糖尿病合并尿路感染依其症状，属中医学"淋证、腰痛"范畴。消渴病治疗不善，正气亏虚，内热炽盛，热结膀胱，与湿热相搏，阻滞气机，故产生尿频、尿急、尿痛；热伤血络则尿血。糖尿病病机特点是"阴亏阳亢、津涸热淫"，并发尿路感染乃病邪趁虚侵袭、热结于下焦。本病急性期大多属实，病机为湿热蕴结下焦，治宜清热利湿、泻火通便，使邪热由二便泄去。慢性期大多为虚实兼挟，糖尿病病程较长，大多为燥热之邪耗伤气阴，治宜益气养阴，兼以清热润燥，使邪去而正不伤。

病案一　热淋

姓名：李某华，性别：女，年龄：63岁，籍贯：福建福州。

初诊：2020年3月12日。

主诉：尿频、尿痛5天。

简要病史：5天前劳累后出现畏冷发热，体温最高38.5℃，尿频数，尿痛，伴腰酸乏力，自服"氟哌酸"后症状稍改善，未再发热。辰下：尿频数，尿痛，尿色黄赤，腰酸乏力，纳食差，寐欠安，大便2日未解。舌红，苔黄腻，脉滑数。既往"糖尿病"病史5年，目前血糖波动在8~13mmol/L。

中医诊断：淋证——膀胱湿热证。

治法：清利湿热、通淋利水。

方药：八正散合四妙散加减。

车前草 15g	萹蓄 15g	瞿麦 15g	栀子 9g
制大黄 6g	苍术 6g	黄柏 9g	薏苡仁 15g
川牛膝 15g	茵陈 15g	蒲公英 15g	甘草 3g

共5剂，水煎日服1剂，早晚饭后温服。

二诊 2020年3月18日：上述症状改善，大便通，自觉口干，故予上方去大黄，加白术15g、茯苓15g健脾利湿，沙参15g、麦冬15g养阴生津。续服7剂后随访患者诉尿频、尿痛等诸症消失。

按语：该患者以尿频、尿痛为主症，属中医"淋证"范畴。患者平素饮食不节，脾失健运，湿热内盛，郁而发热，故发病初见畏冷发热；湿热之邪下注，膀胱气化不利，故见尿频数、尿痛、尿色黄赤；湿热中阻，脾胃失和，故见食纳差。方以八正散合四妙散加减，方中萹蓄、瞿麦、车前草、茵陈、蒲公英味苦性寒，清利膀胱湿热，有利小便，去淋浊的功效；栀子清利三焦；制大黄泄热通便，使邪有出路；配伍四妙散苍术、黄柏、川牛膝、薏苡仁使清热利湿之功更著。甘草调和诸药。全方合用，清利膀胱湿热为主，降心火利小肠、泄湿热走大肠，有疏瀹分消之功。糖尿病患者血糖控制不佳，尤其是老年女性者，发生尿路感染的概率很大，临床上应及时行尿常规、尿培养、血常规等检查，若确有细菌感染者，应据药敏结果及时抗感染治疗。中医方面，以八正散合四妙散随证化裁加减，往往能取得满意的疗效。

病案二 血淋

姓名：程某，性别：女，年龄：63岁，籍贯：福建福州。

初诊：2019年7月9日。

主诉：尿频、尿急、尿赤6天。

简要病史：患者既往泌尿系结石病史，6天前出现尿频、尿急，小便色赤，伴腰酸，就诊我院泌尿外科，查尿常规示：尿潜血2+，查血常规示：白细胞及红细胞增多，诊断"泌尿系结石伴感染"，予左氧氟沙星口服后症状缓解。今晨复查尿常规示尿潜血1+，白细胞阴性，红细胞增多，仍有尿频、色赤，腰酸，口干欲饮，大便正常，纳寐可。舌暗红，苔薄黄，脉数。2型糖尿病病史13年。

中医诊断：血淋——瘀热互结证。

治法：凉血止血，利尿通淋。

方药：小蓟饮子加减。

小蓟10g	生地黄15g	藕节30g	赤芍10g
蒲黄10g (布包)	车前草15g	瞿麦10g	萹蓄10g
栀子10g	蒲公英10g	淡竹叶10g	金钱草15g
海金沙15g (布包)		甘草3g	

共7剂，水煎日服1剂，早晚饭后温服。

二诊（2019年7月17日）：患者诉服药后尿频、尿急、尿赤症状较前缓解，复查尿常规示尿潜血转阴性，红细胞少量，偶有腰酸，予守上方加桑寄生15g、杜仲15g补肝肾、强筋骨，续进14剂。后随访患者诉诸症好转，复查尿常规示尿潜血及红细胞阴性。

按语：患者以尿频、尿急、尿赤为主症，结合尿常规结果及中医四诊信息，属中医"血淋——瘀热互结证"。该患者为下焦瘀热，损伤膀胱血络，膀胱气化不利所致。瘀热结于下焦，损伤血络，血渗于尿中，故尿中带血；热聚膀胱，气化失司，故小便频数，小便急；舌暗红、苔薄黄、脉数亦为下焦热结之证。治宜凉血止血，利尿通淋。方以小蓟饮子加减，方中用小蓟既凉血止血，又利尿通淋，尤宜于血淋、尿血之症，为君药。重用生地黄养阴清热，凉血止血，使利尿不伤阴；藕节、蒲黄凉血止血消瘀，使血止而不留瘀，共为臣药。萹蓄、瞿麦、蒲公英、淡竹叶清热利水而通淋；栀子通利三焦，导热下行；金钱草、海金沙味淡甘寒，皆归膀胱经，二者相须配用利湿排石，共为佐药。甘草缓急止痛，调和诸药，为使药。全方以凉血止血药与利尿通淋药合用，但以凉血止血为主，又在凉血止血中寓以化瘀之法，使止血而不留瘀；以利尿通淋药为辅，又在利尿通淋中寓以养阴之法，使利尿而不伤阴。复诊时患者诸症好转但仍有腰酸，考虑肾气不足，予桑寄生、杜仲补益肝肾、固涩肾气，使膀胱气化功能恢复。

第八节　消渴病合并汗证

糖尿病患者肢体汗出异常临床上常见，多由于血糖控制不佳累及交感神经节后纤维引起的汗腺调节功能紊乱，导致肢体汗出异常，属中医"汗证""半身汗""颈汗"等。消渴久病，燥热炽盛，耗伤气阴，使正气日衰、阴阳失调、营卫不和而引起，或因燥热内炽，迫津外泄；或阴虚火旺，阴津被扰，不能自藏；或肺脾气虚，卫外不固，都可使津液不能内藏而外泄为汗。治疗上根据其病机不同，予调阴阳、和营卫、益气固表、滋阴清热等治法。

病案一

姓名：孙某芳，性别：女，年龄：59岁，籍贯：福建宁德。

初诊：2018年6月10日。

主诉：反复发作性自汗7年余。

简要病史：糖尿病病史10余年，予"诺和锐30"早晚餐前皮下注射控制血糖。7年前出现反复性自汗，发作时多伴有心烦，继而汗出，严重时可遍及周身，头面、手足及前后背为多，汗出如洗，有时一日发作几次，有时数日一发，发无规律，平素手足心热，口干口渴。其间曾多处于外院治疗，予"谷维素、六味地黄丸、补中益气丸"等治疗后自汗仍反复发作。

来诊见：自汗、手足心热、口干口渴，纳尚可，夜寐欠佳，二便尚调。舌红，苔少，脉弦细。

中医诊断：汗证——阴虚火旺证。

治法：泻火滋阴，固表止汗。

方药：当归六黄汤加减。

熟地黄18g	生地黄15g	黄连3g	黄芩9g
黄柏9g	黄芪30g	当归9g	太子参30g
麦冬15g	五味子6g	煅龙骨30g（先煎）	
浮小麦30g	首乌藤24g	煅牡蛎30g（先煎）	
合欢皮24g	甘草3g		

共7剂，水煎日服1剂，分早晚两次饭后温服。

二诊（2018年6月18日）：患者服上方后自汗症状稍改善，但仍有反复汗出，考虑患者病久，需久服才能起效，仍予守上方续服14剂。

三诊（2018年7月5日）：患者诉自汗症状明显好转，自觉身体轻快，夜寐改善，舌淡红、苔少、脉细。守上方续服28剂后患者诉诸症好转。嘱其平素可予六味地黄丸口服，后随访1年未再复发。

按语：该患者以反复发作性自汗为主症，属中医"汗证"。患者消渴病久，燥热内盛，耗伤阴血，日久导致阴虚火旺而发病，病程长，属难治。观其脉证，其病机不仅是阳盛阴虚，营不内守，而且汗出表弛，也有卫外不固之情。方以当归六黄汤加减，方用当归、生熟地黄滋阴清热；"三黄"——黄连、黄芩、黄柏则泻火坚阴；配黄芪之温益气固表，以止自汗；配太子参、麦冬、五味子滋阴以固本，煅龙骨、煅牡蛎、浮小麦收敛止汗；考虑久病多夹肝郁，且患者夜寐欠佳，配伍药对首乌藤、合欢皮解郁安神。全方合用，泻火滋阴、固表止汗、解郁安神。该患者曾辗转多处就诊但自汗仍反复发作，考虑患者阴血大伤，非久服不能起效，如果初起未见效就频繁更换处方，往往收效不著，故临床上谨守病机的同时亦需谨守处方，尤其是虚损久病者，往往非久服不足以起效。

病案二

姓名：陈某玉，性别：女，年龄：75岁，籍贯：福建永泰。

初诊：2020年5月20日。

主诉：反复汗出过多1年。

简要病史：1年前出现汗多，怕风，畏寒，动则汗出加重，平素易感冒，伴轻微鼻塞流涕，自觉疲乏，口干欲饮，曾于外院治疗后未见明显好转，平素纳寐尚可，二便尚调，舌暗淡嫩苔少，脉沉细。既往"2型糖尿病、高血压、慢性心力衰竭、冠状动脉粥样硬化性心脏病（支架植入后状态）"10余年。过敏性鼻炎史30余年。

中医诊断：汗证——气阴两虚，卫外不固证。

治法：益气养阴，固表止汗。

方药：玉屏风散合生脉散加减。

防风6g	白术9g	黄芪15g	紫苏叶6g
白芷9g	太子参15g	玄参15g	薄荷6g（后下）
麦冬15g	五味子6g	煅牡蛎24g	浮小麦30g
熟地黄15g	山药15g	山萸肉9g	甘草片3g

共7剂，水煎煮，餐后内服，每日2次。

二诊（2020年5月27日）：服药后汗出较前好转，无鼻塞流涕，自觉怕冷，予上方去紫苏叶、薄荷、白芷，加桂枝9g、白芍9g调和营卫，丹参15g活血通脉。续服14剂。

三诊（2020年6月11日）：患者诉服药后汗止，诸症好转。守上方续服14剂巩固疗效。后定期门诊随访配合中药治疗，疗效满意。

按语：《素问·经脉别论》曰："饮食饱甚，汗出于胃。惊而夺精，汗出于心。持重远行，汗出于肾。疾走恐惧，汗出于肝。摇体劳苦，汗出于脾。"由此可见，五脏不足或过盛均能导致汗证。该患者因消渴久病，耗伤气阴，肺脾气阴亏虚，营卫失和，卫外不固，导致津液不能内藏而外泄为汗。故病机关键为气阴两虚，卫外不固，病位在肺脾。治疗上以防风、白术、黄芪益气固表而止汗，太子参、玄参、麦冬、五味子、熟地黄益气生津、敛阴止汗，加煅牡蛎、浮小麦收敛止汗，山药、山茱萸补益肾阴以固本。患者既往过敏性鼻炎史，伴轻微流涕鼻塞，加紫苏叶、薄荷、白芷疏风散邪，宣通鼻窍以治标。二诊时无鼻塞流涕，故予去紫苏叶、薄荷、白芷，加桂枝、白芍调和营卫。患者久病舌质暗淡，故予丹参通脉。合观其方，益气固表以止汗，养阴生津以助肺脾。

第九节　消渴病合并口疮

糖尿病合并口腔溃疡是一种以反复发作为特点的口腔黏膜局限性溃疡损伤，以舌或口腔黏膜的唇、颊、软腭、齿龈等处的黏膜多见，单个或多个发生，大小不等，其形状多为圆形或椭圆形，周围黏膜红肿，溃疡处疼痛明显。其发病机制与体内水分缺乏、维生素及微量元素摄入不足、激素分泌失常、口腔菌群失调等有关。糖尿病口腔溃疡多因思虑过度、情志不遂、工作压力大、暴饮暴食等，导致心火亢盛、中焦脾胃湿郁、心脾积热、下焦阴虚火旺上薰于口而发，日久火伤阴血，血分湿热留恋不去；或阴伤邪阻、血脉瘀滞而发病，为本虚标实之证。治疗上以清热凉血、泻火解毒为主要治法，佐以清心火、清肝火、降胃火或者滋肾阴之品，再配合适当的敛疮生肌之品。

病案

姓名：陈某津，性别：男，年龄：43岁，籍贯：福建福州。

初诊：2017年4月13日。

主诉：反复口腔溃疡3月。

简要病史："2型糖尿病"病史2年。3月前出现口腔溃疡，进食疼痛，初起外用冰硼散及口服维生素B片治疗，1周左右溃疡即愈合，但随即又复发，经多次用西药治疗，时愈时发。辰下：口腔两颊及舌面有多个溃疡点，不能吃热食，心烦少寐，手足心热，小便尚可，大便干结。舌红苔黄燥，脉细数。

中医诊断：口疮——心脾积热证。

治法：清热凉血，泻火解毒。

方药：犀角地黄汤合黄连解毒汤加减。

生地黄24g	赤芍9g	牡丹皮9g	水牛角30g^{（先煎）}
青黛6g	紫草9g	北沙参15g	麦冬15g
陈皮9g	玄参15g	黄连3g	栀子9g
制大黄6g	甘草3g		

共5剂，水煎日服1剂，分早晚两次饭后温服。

二诊（2017年4月19日）：服药后口腔溃烂面已大部分愈合，大便通，心烦少寐缓解，舌红转淡，脉数转缓。药已中病，效不更方，前方去大黄继服5剂。

三诊（2017年4月25日）：复诊诉口腔溃疡已基本痊愈，大便次数增多，无腹痛，考虑前方寒凉药物较多，后期需顾护脾胃。改予参苓白术散调理，续进7剂。

党参15g	茯苓15g	白术15g	陈皮10g
半夏10g	薏苡仁24g	白扁豆15g	山药10g
甘草3g			

共7剂，水煎日服1剂，分早晚两次饭后温服。后随访患者口腔溃疡未复发。

按语：《素问》有"心开窍于舌""脾在窍为口"之言，因而口舌之病变与心脾两脏密切相关。该患者消渴病史，脾胃虚弱，元气不充，加之脾虚不运，中焦郁热，气火失调，浮游于上，虚火循经上扰入口舌而致口疮。结合患者舌脉，乃中焦湿郁、心火亢盛所致心脾积热之证。方以犀角地黄汤合黄连解毒汤加减，方中苦咸寒之犀角以水牛角代替，凉血清心解毒；生地黄凉血滋阴生津，一助水牛角清热凉血，一以恢复已失之阴液；赤芍、牡丹皮清热凉血、活血散瘀；黄连、栀子清三焦火邪而除烦；紫草、青黛凉血活血、清热解毒；北沙参、麦冬、玄参养阴生津，恐热邪伤阴；陈皮燥湿健脾，以防滋腻寒凉之品伤胃；甘草调和诸药。诸药配伍，共奏凉血养阴、清热泻火、消肿敛疮之功。犀角地黄汤虽为温病热入血分之剂，然取其用药配伍清热凉血，泻火解毒之力尤佳。临床与黄连解毒汤合用治疗心脾积热型口疮常可获效。但需注意苦寒之药，需中病即止，脾胃虚弱者后期需顾护脾胃。糖尿病患者后期亦可配伍健运脾胃之品调理脾胃功能，口腔溃疡才不会反复发作。

第十节 消渴病合并阴痒

糖尿病合并阴道炎是女性糖尿病患者常见并发症。老年妇女或妇女绝经后卵巢功能衰退，雌激素水平降低，阴道黏膜萎缩变薄，阴道内酸度下降，加之血糖控制不良，使局部抵抗力减弱，引起老年性阴道炎。临床多表现为外阴部瘙痒，临床通过积极控制血糖，配合中药治疗常获良效。发病初期以下焦湿热为主，治以清热祛湿为主；反复发作的阴道炎则因湿热久稽，耗伤津液，损伤正气而导致肝肾阴虚，治疗上待湿热之邪祛除后适当予补益肝肾之品，以防反复发作。

病案

姓名：刘某华，性别：女，年龄：79岁，籍贯：福建厦门。

初诊：2019年5月6日。

主诉：外阴瘙痒1月。

简要病史："糖尿病"史25年，平素喜食肥甘油腻之品，近几月来不规律用药。1月前出现多尿，夜尿增多，伴外阴瘙痒，查空腹血糖：14.78mmol/L，糖化血红蛋白：11.00%，餐后2小时血糖：18.95mmol/L，予优泌乐25皮下注射控制血糖。来诊见：口干多饮、多尿，外阴瘙痒，纳寐尚可，小便色黄，大便正常。舌红，苔黄厚腻，脉濡。

中医诊断：消渴病合并阴痒——湿热内蕴证。

治法：清热化湿，祛风止痒。

方药：四妙散加减。

苍术6g	川黄柏9g	怀牛膝15g	薏苡仁15g
牡丹皮6g	赤芍10g	茵陈15g	土茯苓15g
生地黄24g	蒺藜12g	白鲜皮9g	甘草3g

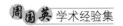

地肤子9g^{（包煎）}

共7剂，水煎日服1剂，分早晚两次饭后温服。同时予以黄柏30g、白鲜皮30g、苦参30g、蛇床子30g、地肤子30g煎煮后先熏后洗，内服外洗7剂。

二诊（2019年5月14日）：患者诉口干多饮、多尿、外阴瘙痒明显缓解，纳寐尚可，舌红、苔白腻、脉濡。予上方加白术15g健运脾胃，续进14剂。后随访诉阴痒治愈，嘱其控制饮食，遵医嘱用药，定期复诊。

按语： 患者平素喜食肥甘厚味，易酿生湿热阻碍脾胃运化失司，湿热积滞胃中，脾失散精，津液不能上承，故口干、多饮；肺受燥热所伤，则津液不能敷布而直趋下行，随小便排出体外，故小便量多；湿热下注，则见外阴瘙痒，带下量增多、色黄。舌红、苔黄厚腻、脉濡均为湿热内蕴之征象。方予四妙散原方清利下焦湿热，加牡丹皮、赤芍清热化瘀以防湿热日久生瘀，茵陈除湿热尤佳，生地黄清热凉血，土茯苓、蒺藜、地肤子、白鲜皮清热燥湿、祛风止痒。配合局部外用药清热祛湿止痒，疗效显著。阴痒症的产生与湿、热、毒有关，本例患者乃消渴并发阴痒，是湿热下注所致，但需注意"饮食自倍，脾胃乃伤"，虽湿热已去，后期治疗仍当注意健运脾胃。预防调护方面，当注意饮食、起居、个人卫生的调护。

第十一节　消渴病合并皮肤病

糖尿病患者长期处于高血糖及渗透性利尿状态，导致皮肤含水量下降，同时糖尿病患者外周神经损伤会导致汗液排出异常及皮肤角质层含水量减少，皮肤干燥使其保湿功能降低，屏障功能破坏，增加了发生皮肤病的概率。消渴病合并皮肤病多由内外因所致，外邪所伤者，多受之于风，或是风邪兼夹其他邪气为患；内所因者，多责之于饮食、情志、久病等耗伤人体正气为病。其病性以虚为本，实为标，虚实夹杂其间。其本虚的病机主要是各脏腑之间功能的失常，气血的失和，肌肤失于濡养，其病机的标实多与风、湿、热、燥、瘀之邪侵害肌肤有关。以肌肤腠理为其病位，以肝、脾、肾为其主要病变之脏。

病案一

姓名：郑某玉，性别：女，年龄：52岁，籍贯：福建福州。

初诊：2020年7月16日。

主诉：反复全身皮肤瘙痒3年余，加重1月。

简要病史：3年前出现全身皮肤瘙痒，干燥皲裂，夜间加重，伴口干多饮，掌心发热，曾多次就诊外院，症状仍反复发作。1月前全身皮肤瘙痒较前加重，抓挠后稍缓解，全身可见多处抓痕，难以入睡，二便尚调。舌红少苔脉细数。2型糖尿病病史7年，近期未监测血糖，就诊时测随机血糖15.6mmol/L。

中医诊断：瘙痒症——阴虚血燥证。

治法：滋阴养血，疏风润燥。

方药：

生地黄30g	熟地黄15g	牡丹皮6g	赤芍10g
当归9g	地骨皮15g	土茯苓15g	蒺藜12g
白鲜皮15g	玄参10g	麦冬10g	地肤子15g^(包煎)
白术12g	山药15g	制陈皮9g	甘草片3g

共14剂，水煎煮，餐后内服，每日2次。

二诊（2020年8月13日）：服药后皮肤瘙痒减轻，夜间已能入睡。效不更方，守上方续进28剂。后电话随访患者诉已痊愈。

按语：患者以反复全身皮肤瘙痒为主症，属中医的瘙痒症，表现为皮肤瘙痒，呈阵发性，搔抓后引起抓痕、皮肤增生肥厚等。该患者消渴病史，本为阴虚之体，阴虚日久，血燥生风，肌肤失于润养，故见皮肤瘙痒、干燥皲裂。阴虚火旺，津液耗伤，故见口干多饮。阴虚不能制阳，虚火内扰，故见掌心发热、难以入睡。舌红少苔、脉细数为阴虚血燥之证。方中生地黄、玄参、熟地黄、麦冬滋阴凉血、养血润燥以治本；当归配赤芍养血活血、疏通经络，取治风先治血，血行风自灭之义；牡丹皮、地骨皮清透虚热，凉血降火；白蒺藜、地肤子、白鲜皮疏风止痒，土茯苓清热解毒以治标；陈皮健脾理气；甘草解毒调和诸药。全方共奏滋阴养血、疏风润燥之功。方证相合，标本兼治，使得亏虚之阴血得补，燥热之内风得息，故收效显著。

病案二

姓名：高某某，性别：男，年龄：56岁，籍贯：福建福州。

初诊：2017年3月24日。

主诉：全身红色丘疹伴皮肤瘙痒3月。

简要病史：3月前出现全身红色丘疹，抓破处有渗出液及结痂，伴皮肤瘙痒，夜间尤甚，就诊皮肤科治疗后（具体不详）红色丘疹好转，但易反复发作。辰下：皮肤瘙痒难忍，心烦口渴，小便短赤。舌红，苔薄黄腻，脉浮数。2型糖尿病病史8年，平素间断服药，未监测血糖。

中医诊断：湿疹——湿热蕴肤证。

治法：祛风除湿，清热止痒。

方药：消风散加减。

荆芥9g	防风9g	知母10g	牛蒡子10g
僵蚕10g	金银花10g	连翘10g	当归6g
生地黄10g	苍术6g	蝉蜕10g	甘草3g

共7剂，水煎日服1剂，分早晚两次饭后温服。

二诊（2017年4月2日）：皮肤瘙痒、心烦口渴好转，小便短赤，舌红、苔薄黄、脉数。守上方加车前子15g、竹叶15g清心利水，引热下行，使热邪从小便而出。续服14剂。后随访患者未复发。

按语：湿疹是临床常见的皮肤疾病，其诊断容易，若治疗不当或延误治疗，易转为慢性湿疹，缠绵难愈，病情反复。该患者消渴病史，脾胃受损，湿热内生，浸淫肌肤；加之禀赋不耐，风湿热邪客于肌肤；内外两邪相合浸淫肌肤；病位在脾，涉及风、湿、热。本案例病机明确，乃湿热蕴肤证。方予消风散加减，荆芥、防风疏风止痒；金银花、连翘清热解毒；苍术燥湿止痒，又散风除热；佐以牛蒡子、蝉蜕、僵蚕疏散风热、透疹解毒，此二味不仅可增荆芥、防风祛风之力，更能疏散风热透疹。知母清热泻火，生地黄、当归滋阴养血润燥。甘草清热解毒，可调和诸药。诸药合用，于祛风之中伍以除湿、清热、养血之品，使风邪去，湿热除，血脉和，则瘙痒自止。嘱患者湿疹发作期间，应忌口海鲜、牛肉、韭菜等发物，有利于疾病较快恢复。平常多锻炼，增强体质，才不会反复发作。

病案三

姓名：郑某莉，性别：女，年龄：57岁，籍贯：福建福州。

初诊：2019年4月27日。

主诉：全身皮肤瘙痒20天。

简要病史：20天前出现全身皮肤瘙痒，伴右下肢皮肤起水疱、破溃、糜烂，皮疹对称分布，就诊皮肤科予外用洗剂及外涂药物后症状稍缓解，但仍反复发作，平素睡眠欠佳，入睡困难，纳尚可，二便调。舌暗红，苔黄腻，脉弦滑。糖尿病病史6年，高血压病史4年。

中医诊断：湿疹——湿热内蕴证。

治法：清热利湿。

方药：四妙散加减。

苍术 9g　　　川黄柏 9g　　　川牛膝 15g　　　薏苡仁 15g

土茯苓 15g	刺蒺藜 12g	生地黄 15g	赤芍 9g
白鲜皮 9g	牡丹皮 6g	金银花15g	地肤子9g（包煎）
连翘10g	紫花地丁15g	甘草 3g	

共5剂，水煎日服1剂，分早晚两次饭后温服。

二诊（2019年5月4日）：患者右下肢皮肤起水疱、破溃、糜烂明显减少，部分皮损结痂，瘙痒感较前改善，舌暗红苔薄黄腻，脉弦滑。故予上方加荆芥 9g、防风9g、蝉蜕 9g祛风止痒，茵陈15g清热祛湿，续服7剂。

三诊（2019年5月12日）：患者皮肤瘙痒明显减轻，右下肢皮损已结痂，无流脓液。上方去金银花、连翘、紫花地丁、茵陈，加茯苓15g、白术15g、陈皮9g健脾祛湿，续服14剂。后患者随访诉湿疹治愈，诸症好转。

按语：湿疹是一种过敏性炎症性皮肤病，临床上皮肤损害以丘疹、水疱、渗出、糜烂、瘙痒为主，呈多形性改变，易反复发作，缠绵难愈。现代医学对本病的确切原因不清楚，缺乏有效治疗，一般多使用激素治疗，虽能暂时控制症状，但远期效果差，副作用大，易复发。中医认为本病的主要病因是禀赋不足，风、湿、热之邪内侵，湿热之邪蕴伏，郁于腠理而发。因此，中医对本病的治疗常从整体出发，根据湿疹的临床表现，结合患者的全身症状，进行辨证论治可以有效地缓解症状。该患者发病初期以湿热内蕴为主，治疗上以四妙散清热化湿，湿热减退后加强祛风清热止痒之功。湿热患者究其本质，多责之脾虚，故治疗上因谨守病机，对湿热证患者在治疗后期需顾护脾胃，该患者三诊时湿热之邪已退，故加茯苓、白术、陈皮健脾祛湿，使脾胃健运，正气来复，病情不易反复发作。

病案四

姓名：黄某宝，性别：男，年龄：62岁，籍贯：福建福州。

初诊：2018年5月13日。

主诉：全身皮疹1月。

简要病史：1月前行冠状动脉介入术，术后服用氯吡格雷后背部皮肤出现红色斑疹，逐渐遍及腹部，颜面及四肢掌心。经静脉激素（氢化可的松150mg qd）冲击治疗3天后仍出现午后中等发热，全身皮疹消退不明显。来诊见：全身红色斑疹，口干喜冷饮，午后发热，纳寐可，二便正常。舌红而干，苔薄黄腻，脉弦数。高血压病史20余年，陈旧性下壁心梗史10年，2型糖尿病史2年。

中医诊断：药毒——湿毒蕴肤证。

治法：清热凉血，解毒消斑。

方药：清营汤合犀角地黄汤加减。

生地黄 24g	丹参 12g	玄参 15g	麦冬 12g
金银花 10g	连翘 10g	淡竹叶 9g	黄连 6g
牡丹皮 12g	赤芍 9g	陈皮 9g	水牛角30g^{（先煎）}
大青叶 12g	荆芥 9g	甘草3g	

共7剂，水煎日服1剂，分早晚两次饭后温服。并请皮肤科会诊后予以泼尼松口服。

二诊（2018年5月21日）：上药用后第二日热退，4天后，斑疹颜色渐转暗淡，躯干部皮疹明显消退伴脱屑，颜面及小腿处皮疹仍较密集，仍有口干喜饮，舌绛红而干，苔转薄，脉弦细，此时热退津伤，故在前方基础上加太子参15g、石斛15g、天花粉15g加强滋阴清热、生津止渴之功。续进7剂。

三诊（2018年5月28日）：上方服后口干多饮好转，舌淡红、苔薄、脉细，斑疹已接近消退，在上方基础上去连翘、淡竹叶，加白术15g、山药15g健脾益气，续服14剂后，斑疹完全消退，泼尼松亦顺利撤除。

按语：患者消渴病史，平素脾胃受损，湿热内蕴，此次考虑服用氯吡格雷所致严重大面积的药物性出血性皮疹，结合斑疹稠密、其色鲜红发紫特点，辨为药毒深重，血分有热。药物性皮疹虽经激素冲击治疗3天仍出现午后中等发热，全身皮疹消退不明显，根据皮疹为出血性皮疹特点及午后身热，舌绛红而干的特点考虑热盛伤津，血分热盛迫血妄行所致，故采用清热凉血解毒、透热消斑的治法，方选清营汤加减，本方以清营透疹为特点，方用苦咸寒之水牛角清解营分之热毒，以生地黄凉血滋阴，麦冬清热养阴生津，玄参滋阴降火解毒，甘寒养阴保津，助水牛角清营凉血解毒，银花、连翘、竹叶、荆芥轻清透泄，使营分热邪有外达之机。黄连清心解毒，大青叶凉血消斑，牡丹皮、赤芍清热凉血，活血散瘀。清营汤原出自《温病条辨》，功用清营解毒，透热养阴，用于温病热入营分证，出现身热夜甚，神烦少寐，时有谵语，口渴或不渴，斑疹隐隐，脉细数，舌绛而干。本例虽非温病，但药毒所致毒热伤津，热入营血，与温病的病机相似，尤其是斑疹鲜红伴发热，口干，舌绛红而干的特点十分符合清营汤所治病症，且营分及血分热毒有时常兼见，治疗时亦应兼顾。

第十二节　瘿病

一、气瘿

病案一

姓名：颜某林，性别：女，年龄：33岁，籍贯：福建福州。

初诊：2018年9月30日。

主诉：心悸1周。

简要病史：患者平素工作压力大，1周前出现心悸，心烦难以入睡，伴怕热、多汗、多食易饥、手抖，求诊我院心内科，查心电图提示窦性心动过速；甲状腺功能示：FT3 14.05pmol/L，FT4 49.65pmol/L，TSH 0.00mIU/L，遂转诊我科，诊断：甲状腺功能亢进症，予"甲巯咪唑、普萘洛尔"抗甲亢治疗。辰下：心悸，怕热、多汗、口燥咽干、多食易饥、手抖、颈部肿大，夜寐欠佳，二便正常。舌红，苔薄黄，脉弦细数。

中医诊断：气瘿——阴虚阳亢证。

治则：滋阴潜阳，宁心安神。

处方：天王补心汤加减。

生地黄15g	玄参15g	太子参15g	柏子仁15g
麦冬15g	天冬15g	远志15g	桔梗9g
茯苓15g	山药10g	五味子6g	丹参15g
白芍9g	钩藤9g(后入)	甘草 3g	

共7剂，水煎服日1剂，早晚温服。

二诊（2018年10月8日）：患者心悸、怕热多汗、手抖、多食易饥等症状均较前改善，继续原方治疗14剂，配合西药抗甲亢治疗并逐渐减药。

三诊（2018年10月23日）：服药后患者诉诸症明显好转，睡眠明显改善，继续上方巩固疗效服药14剂。后随访患者症状消失停服中药。嘱患者定期复查甲状腺功能，并调整甲巯咪唑用量直至停药，勿自行停药。

按语：患者以心悸、入睡困难、怕热多汗、颈部肿大为主症，符合中医"气瘿"特点。患者由于长期忧思郁虑，暗耗心阴，阴液亏少，心失濡养，心动失常，故见心悸；阴虚阳亢，虚热扰心，神不守舍，则见心烦、失眠；阴虚失润，故口燥咽干；阴不制阳，虚热内生，故怕热多汗。阴津不足，凝聚成痰，气滞痰凝，壅结颈前，则颈部肿大。阴虚不能制阳，虚风内动，故见手抖，舌红、苔薄黄、脉弦细数为阴虚阳亢之象。本病病位在心，累及肝、脾，病性属虚。故以天王补心丹滋阴清热、养血安神，加白芍、钩藤平肝潜阳。方证相合，故收效显著，症状消失。

病案二

姓名：胡某木，性别：女，年龄：43岁，籍贯：福建宁德。

初诊：2019年9月11日。

主诉：发现颈部肿大、烦躁、难以入睡2周。

简要病史：2周前发现颈部肿大，伴烦躁、难以入睡，怕热、多汗、自觉手抖，就诊我科查甲状腺功能异常，诊断"甲状腺功能亢进症"，予抗甲亢治疗。辰下：烦躁、难以入睡，怕热多汗，口干口苦，手抖，便秘，溲赤。舌红，苔薄黄，脉弦数。

中医诊断：气瘿——肝火扰心证。

治法：清肝泻火、镇心安神。

方药：栀子清肝饮加减。

柴胡9g	栀子9g	牡丹皮9g	白芍9g
玄参15g	炒酸枣仁15g	煅牡蛎24g^{（先煎）}	浮小麦30g
麦冬15g	五味子6g	合欢皮30g	首乌藤30g
珍珠母24g^{（先煎）}	瓜蒌30g	火麻仁24g	甘草3g

共7剂，水煎日服1剂，早晚温服。西医予甲巯咪唑抗甲亢治疗。

次诊（2019年9月19日）：药后大便得泻，诸症减轻，故在上方基础上去瓜蒌，加丹参15g、茯神30g以增安神之力。续服14剂后诸症好转。

按语：患者中年女性，以"发现颈部肿大、烦躁、难以入睡"为主症，属于中医"气瘿——肝火扰心证"范畴，以清肝泻火、镇心安神为治法，方以栀子清肝饮为主方加减，方中栀子、牡丹皮清肝泻火、凉血止血；柴胡疏肝解郁，芍药、甘草敛阴柔肝；炒酸枣仁、合欢皮、首乌藤宁心安神；煅牡蛎、珍珠母重镇安神；五味子敛汗；玄参、麦冬滋阴清热；瓜蒌、火麻仁润肠清热通便。诸药合用，共奏清肝泻火、镇心安神之效。

复诊时患者症状较前好转，故治疗上守原方加丹参、茯神以增安神之力。

周老指出，甲状腺功能亢进症治疗仍需以抗甲亢药物为主，提倡中西医结合治疗，Graves病初发时，高代谢症状明显，此时大多表现为肝郁化火证，随着病情发展出现心肝阴虚证，肝火旺又可以出现肝郁乘脾之象，故中医治疗应把握不同时期病机关键，辨主证，抓病机而施治。

病案三

姓名：林某金，性别：女，年龄：37岁，籍贯：福建福州。

初诊：2019年5月13日。

主诉：排便次数增多1周。

简要病史：1周前出现情绪急躁易激动，大便次数增多，质稀不成形，平均每日3~4次，遂就诊我院消化科，查甲状腺功能示游离T3、T4升高，TSH下降，遂转诊我科，诊断"甲状腺功能亢进症"，予"甲巯咪唑"抗甲亢治疗。辰下：大便次数增多，怕热汗多，神疲乏力，纳食增多，夜寐尚可，小便调。舌质红，苔薄白，脉弦。

中医诊断：气瘿——肝火犯脾证。

治法：泻肝健脾。

方药：栀子清肝饮合参苓白术散加减。

柴胡9g	牡丹皮9g	栀子9g	白芍9g
党参15g	茯苓15g	白术9g	山药15g
陈皮9g	白扁豆15g	薏苡仁24g	甘草3g

共7剂，水煎日服1剂，早晚温服。

次诊（2019年5月21日）：服上方后患者诉每日排便次数已减至每日1~2次，大便已成形，乏力感较前好转，效不更方，守上方续服14剂。后随访患者诉症状消失，排便正常。

按语：患者中年女性，以"排便次数增多"为主症，结合患者四诊信息及辅助检查，属中医"气瘿——肝火犯脾证"。以抑木扶土为治法，选用栀子清肝饮合参苓白术散为主方加减，方中柴胡疏肝解郁、白芍柔肝和血，二者合用引药直达少阳之经，而起清胆疏肝、和解表里之功；山栀、牡丹皮清肝泻火、凉血除烦；茯苓、白术、陈皮燥湿健脾；白扁豆、薏苡仁补脾止泻，甘草调和药性。诸药合用，共奏泻肝补脾之效。

二、瘿病眼病

甲亢浸润性突眼征是临床常见的内分泌疾病，属中医"瘿病眼病"范畴，多为甲状腺功能亢进症的并发症，现代医学多采用激素和免疫抑制剂治疗，但部分患者疗效不满意，采用中西医结合治疗能进一步改善临床症状。

病案一

姓名：郑某土，性别：男，年龄：49岁，籍贯：福建福州。

初诊：2018年7月19日。

主诉：发现眼球突出5月。

简要病史：5月前诊断"甲状腺功能亢进症"，经抗甲亢治疗后复查甲功正常，但双眼球突出、睑裂增宽，就诊外院诊断为："甲状腺功能亢进症突眼征"，曾用激素治疗但效果不明显，现已停药，今为寻求中医治疗求诊。辰下：双眼突出、眼球胀痛、怕光流泪、颈肿，急躁易怒，精神紧张，口苦咽干，纳寐一般，二便尚调。舌质红，苔薄黄、脉弦数。

中医诊断：瘿病眼病——肝郁化火证。

治法：疏肝泄热、祛痰散结。

方药：柴胡9g　　　郁金9g　　　牡丹皮9g　　　栀子9g

白芍9g	夏枯草15g	陈皮9g	法半夏9g
浙贝母9g	玄参15g	菊花9g	谷精草15g
密蒙花9g	丹参15g	甘草3g	

共14剂，水煎日服1剂，早晚温服。

二诊（2018年8月2日）：服上方后患者诉眼球胀痛、怕光流泪、口苦咽干症状稍有缓解，考虑甲亢突眼的难治性，效不更方，嘱患者守原方续服14剂。

三诊（2018年8月17日）：患者诉偶有眼球胀痛，怕光流泪，情绪改善，睡眠较前改善。眼球突出较前改善，告知患者甲亢突眼病程长、多难以逆转，以控制病情改善症状为主。可守原方续服调理。

按语：患者中年男性，以发现眼球突出为主症，属中医"瘿病眼病——肝郁化火证"，以疏肝泄热、祛痰散结为治法，方中柴胡、郁金疏肝解郁；山栀、牡丹皮清肝泻火、凉血除烦；白芍养阴柔肝，陈皮、半夏燥湿理气化痰；浙贝母、夏枯草化痰散结；菊花、谷精草、密蒙花清肝明目；丹参活血养血通络；甘草调和诸药。诸药合用，共奏疏肝泄热、祛痰通络散结之效。甲亢突眼虽为临床疑难病证，但通过中医辨证论治可以改善患者眼球胀痛、怕光流泪等症状，改善患者生活质量。

病案二

姓名：叶某火，性别：女，年龄：49岁，籍贯：福建福州。

初诊：2018年11月8日。

主诉：发现眼球突出半年余。

简要病史：半年前诊断"甲状腺功能亢进症"，经"甲巯咪唑、普萘洛尔"抗甲亢治疗后复查甲功正常。但双眼球突出、易流泪，就诊眼科诊断为："甲状腺功能亢进症突眼征"，曾予激素治疗但效果不明显，今为寻求中医治疗求诊。来诊见：眼球突出、易流泪，颈部结节经久难消，自觉烦躁，情绪激动时加剧，胃纳一般，夜间入睡较难，大便干，小便黄。舌质暗红，苔黄微腻，脉弦涩。

中医诊断：瘿病眼病——气滞痰瘀证。

治法：理气活血、化痰散结。

方药：
柴胡6g	郁金9g	陈皮9g	青皮9g
半夏9g	浙贝母9g	茯苓15g	夏枯草15g
丹参15g	川芎9g	车前子9g（包煎）	赤芍9g
玄参9g	甘草3g		

共14剂，水煎日服1剂，早晚温服。

二诊（2018年11月22日）：服上方后患者诉眼球肿胀、易流泪较前缓解，颈部结节未见明显消退，情绪激动时仍有烦躁感，大便质硬，小便黄。考虑患者痰瘀日久化热，故在原方基础上加栀子10g、竹茹15g泻火除烦，瓜蒌30g润肠通便。续服14剂后自觉情绪舒畅，烦躁感好转，颈部结节较前缩小，症状均较前好转，遗留眼球稍突出，告知患者保持心情愉悦，如有不适随诊。

按语：患者发现眼球突出半年余，伴颈部结节经久难消，结合舌脉，属中医"瘿病眼病——气滞痰瘀证"。治以理气活血、化痰散结，方中柴胡、郁金疏肝解郁；陈皮、青皮破气化痰；半夏、浙贝母、夏枯草、玄参清热解毒、化痰散结；赤芍、川芎、丹参活血凉血，散瘀止痛；茯苓、车前子利水渗湿，引热下行，使邪有出路；甘草调和诸药。诸药合用，共奏理气活血、化痰散结之效。次诊患者诸症较前缓解，但气滞不通之象仍在，同时考虑患者痰瘀日久化热，故治疗上于原方基础上加栀子、竹茹泻火除烦，瓜蒌润肠通便。

周老指出，甲亢突眼多数与甲亢同时发生，但又有部分患者在甲亢缓解或甲亢治愈后或甲减发生后，突眼出现、加重或恶化。临床治疗突眼最多的是糖皮质激素，如强的松等，有一定疗效，使用方便，但其作用慢、病程长、副作用多，疗效尚不能十分肯定。临床以中药治疗改善甲亢突眼症状，并重视平时调护。外出时，嘱患者佩戴有色眼镜，以防光线刺激和灰尘异物的侵害。平常可常用眼药水湿润眼睛，避免过度干燥。对于突眼严重的患者，眼睑的闭合不全会使睡眠减少，不易入睡，可用无菌生理盐水纱布覆盖双眼，一方面能湿润角膜，防止过度干燥，另一方面能起到遮光的作用，有利于患者入睡。

三、瘿痛

病案一

姓名：顾某，性别：女，年龄：47岁，籍贯：福建莆田。

初诊：2019年5月20日。

主诉：颈前疼痛、畏寒发热1周。

简要病史：1周前出现颈前疼痛，伴畏寒、发热，轻微头痛，就诊我院查血常规示白细胞、中性粒细胞升高；甲状腺功能示游离T3、T4轻度升高，TSH降低；血沉升高。诊断为"亚急性甲状腺炎"。辰下：颈前疼痛，触痛明显反射耳后，伴畏寒、发热，轻微头痛，纳尚可，寐欠佳，小便正常，大便偏干。舌质红，苔薄黄，脉浮数。

中医诊断：瘿痛——外感风热证。

治法：疏风清热，解毒消肿。

方药：普济消毒饮加减。

金银花10g	连翘10g	黄芩10g	玄参15g
板蓝根15g	牛蒡子10g	柴胡9g	升麻6g
僵蚕10g	夏枯草10g	浙贝母10g	陈皮9g

桔梗6g　　　　　薄荷6g^(后下)　甘草3g

共7剂，水煎日服1剂，早晚饭后温服。西药予布洛芬备用，嘱其疼痛甚及体温>38.5℃时服用。

二诊（2019年5月26日）：患者诉服上方后热退，颈前疼痛稍有好转，口干口苦，大便偏干，舌红、苔薄黄、脉弦。此为肝郁痰热证，治以疏肝泻热，化痰软坚散结。方药如下。

柴胡9g　　　　白芍9g　　　　枳壳9g　　　　黄芩9g

浙贝母9g　　　郁金9g　　　　法半夏9g　　　川楝子9g

延胡索9g　　　玄参15g　　　丹参15g　　　瓜蒌30g

甘草3g

共7剂，水煎日服1剂，早晚饭后温服。

三诊（2019年6月3日）：患者大便已通，颈前疼痛缓解，故予去上方瓜蒌，续服14剂，后患者颈前疼痛消失，病告痊愈。

按语：患者以颈前疼痛、畏寒发热为主症，结合实验室检查可诊断亚急性甲状腺炎，中医属"瘿病、瘿痛"范畴，但《中医内科学》中未提到外感风热、热毒痰凝而成的瘿病病机，而临床上多见。亚急性甲状腺炎主要临床表现可见畏冷、发热、头痛、咽痛、颈下疼痛等症状，故属于中医学"外感热病""瘿病"等范畴，风热时邪袭于颈部，使气血壅滞于局部，气不通达，不通则痛，故见颈部疼痛。正邪相争，故见发热。风邪上窜，热邪之性炎上，故见头痛、舌质红、苔薄黄、脉浮数等风热之象。该患者为外感风热，热毒内蕴，炼液成痰，热毒痰浊互结而成，虽然同样具有瘿病的特点，但风热邪毒特点明显，故治疗上应在疏风散邪的基础上，加强清热解毒、化痰软坚之功。方以普济消毒饮治疗，方中黄芩清热泻火，牛蒡子、连翘、金银花、薄荷辛凉疏散风热，玄参、板蓝根加强清热解毒，柴胡、升麻疏散风热引药上行，桔梗、甘草清利咽喉，夏枯草、浙贝母清热散结。二诊时患者风热之邪已退，证属肝郁痰热证，故治疗上以疏肝泻热、化痰软坚散结为治法，方证相合，疗效显著。

四、肉瘿

姓名：刘某辉，性别：女，年龄：69岁，籍贯：福建厦门。

初诊：2019年4月13日。

主诉：体检发现甲状腺结节3月。

简要病史：3月前体检发现甲状腺结节，无发热、疼痛，无怕热、多汗，无心悸、腹泻，查甲状腺功能正常，甲状腺彩超示甲状腺双侧结节TIRAD II类。辰下：患者恐惧甲状腺结节为恶性肿瘤，伴胸闷、焦虑喜叹息，乏力，纳寐尚可，二便正常。舌暗红，苔薄白，脉弦。辅助检查：甲状腺功能正常。

中医诊断：肉瘿——气滞痰瘀证。

治法：疏肝理气，化痰祛瘀。

方药：

柴胡9g	白芍9g	枳壳9g	郁金9g
香附9g	陈皮9g	姜半夏9g	茯苓15g
浙贝母9g	玄参15g	夏枯草15g	丹参15g
川芎9g	甘草3g		

共7剂，水煎日服1剂，分早晚两次饭后温服。并告知患者目前甲状腺结节考虑良性病变，若无特殊不适可定期复查甲状腺功能及甲状腺彩超，嘱其放松心情，不必太过紧张，可不用长期服中药。

二诊（2019年4月20日）：患者诉服药后胸闷、焦虑恐惧感明显缓解。故效不更方，效验之前方续进14剂。

按语：患者以体检发现甲状腺结节3月为主症，属中医学"肉瘿"范畴。患者年老体弱，脾肾亏虚，失于运化，痰湿内生，湿浊阻滞气机，气滞日久致血运不畅，瘀血内生，痰瘀互结壅滞于颈部，故见颈前结节。瘀阻心脉，气不畅达故见胸闷、乏力。舌暗红、苔薄白、脉弦为气滞痰瘀之象。治以行气化痰，活血化瘀，方中柴胡、郁金疏肝解郁，白芍柔肝敛阴，枳壳、香附行气宽中，陈皮、半夏、理气化痰，茯苓健脾益气，浙贝母、夏枯草、玄参清热解毒、软坚散结，丹参、川芎活血祛瘀，甘草调和诸药。中医认为，甲状腺结节的发生与情志内伤、饮食水土失宜及先天因素密切相关，而气滞、湿阻、痰凝、血瘀往往是其致病的关键因素，对无明显症状者临床上根据不同病理因素辨证施治，通过调理体质往往能发挥延缓病情进展的作用。对伴有症状者，则主张根据病机灵活选用药物，临床选方多在化痰逐瘀的基础上，后期配伍补益脾肾之品以固本培元。

第十三节　虚劳（甲状腺功能减退症）

病案一

姓名：谢某敏，性别：女，年龄：29岁，籍贯：福建厦门。

初诊：2019年8月16日。

主诉：颈部肿大、神疲乏力、畏寒肢冷9月。

简要病史：9月前因"乙型病毒性肝炎"注射干扰素后逐渐出现神疲乏力，稍活动即出现疲乏不适，双膝关节、腰背酸痛，休息后缓解，自觉颈部肿大，吞咽不利，伴畏寒肢冷，加衣后缓解，纳差、嗜睡、兴趣减退，体重逐渐增加6kg余，10天前就诊福州市传染病医院查甲状腺功能示：FT3 1.34pmol/L↓，FT4 0.70pmol/L↓，TSH 60.0μIU/L↑，未予治疗。5天前就诊我院，复查甲状腺功能：FT3 2.55↓pmol/L、FT4

3.05pmol/L↓、TSH 89.45mIU/L↑，TPOAB、TGAb升高，诊断为"桥本甲状腺炎 甲状腺功能减退症"。辰下：颈部肿大、神疲乏力、活动后加重，双膝关节、腰背酸痛，伴畏寒肢冷，纳差、多寐，大便干结。舌淡胖，苔白润，脉沉细。

中医诊断：虚劳——脾肾阳虚证。

治法：温补脾肾、益气填精。

方药：桂附地黄丸加减。

熟地黄15g	山药15g	山茱萸9g	枸杞子9g
杜仲15g	菟丝子15g	制附子9g（先煎）	肉桂6g
当归9g	党参15g	黄芪15g	肉苁蓉9g
陈皮9g	甘草3g		

共7剂，水煎日服1剂，分早晚两次饭后温服。西医加用左甲状腺片替代治疗。

二诊（2019年8月24日）：患者诉吞咽不利、疲乏无力，纳差、嗜睡等症状改善，仍觉怕冷、腰膝酸软，舌淡红、苔薄白、脉沉细。继续守上方加用桑寄生15g、仙灵脾15g加强温肾壮骨之功，续进14剂。

三诊（2019年9月5日）：患者怕冷减轻，吞咽较前顺畅，舌淡红、苔薄白、脉沉细。故予守上方去肉桂、附子，续服1月后症状消失，复查甲状腺功能正常，嘱其继续服用左甲状腺片，定期复查甲功，据甲功情况再行调整左甲状腺片剂量，可予停服中药。

按语：患者以颈部肿大、神疲乏力、畏寒肢冷为主症，属祖国医学"虚劳"范畴。患者因久病体虚，气血虚弱，阳气化生不足，肢体肌肉无以温养，故神疲乏力、畏寒怕冷；患者先天不足，脾胃虚弱，脾失健运，故见纳差，无以运化水湿，致水湿停聚不行，故见体重增加。该患者乃脾虚久病，加之药物损伤，日久致脾肾亏虚，气虚进一步发展至阳虚，导致脾肾阳虚，结合舌质淡胖，苔白润，脉沉细，亦属脾肾阳虚之征。治以温补脾肾，益气填精。方用熟地黄、山药、山茱萸补益脾肾，合以当归、菟丝子、枸杞子以补益精血，附子、肉桂、杜仲温壮命门，取"阴中求阳"之义，加党参、黄芪补气健脾。复诊时，患者症状缓解，仍有怕冷、腰膝酸软，故加桑寄生、仙灵脾温肾壮骨。周老认为，久病需缓图，补益之品宜选用平补，不宜峻补，注意补益同时不壅滞脾气，佐以健脾行气之品。

病案二

姓名：刘某森，性别：男，年龄：54岁，籍贯：福建三明。

初诊：2018年12月26日。

主诉：乏力、畏寒肢冷3月余。

简要病史：甲状腺切除术后（具体不详），曾服用左甲状腺片替代治疗，后自行停药。3月前出现乏力，活动后加重，懒气少言，纳食减少，平素畏寒肢冷，常有下肢水肿，未予特殊治疗。就诊我院查甲状腺功能示：TSH 45.000mIU/L↑，T4 7.62nmol/L↓，T3 1.44nmol/L↓；诊断"甲状腺功能减退症"。来诊见：神疲乏力，畏寒肢冷，面色萎黄，食少，双下肢水肿。舌质淡胖有齿痕，苔白，脉沉细。

中医诊断：虚劳——脾阳虚弱证。

治法：温中健脾，利水祛湿。

方药：理中汤合五苓散加减。

党参15g	白术10g	茯苓15g	黄芪15g
肉桂6g	干姜9g	陈皮9g	姜半夏9g
泽泻10g	猪苓10g	炙甘草3g	

共7剂，水煎日服1剂，分早晚两次饭后温服。西医予左甲状素片替代

治疗。

二诊（2019年1月4日）：患者诉服用上方后乏力、食少、肢体水肿较前好转，但仍有畏寒肢冷，且平素易腰酸，守上方继续服用28剂后上述症状消失。嘱其继续定期复查甲功，据甲功情况调整左甲状素片剂量。

按语：该患者以乏力、畏寒肢冷为主症，结合患者西医辅助检查，属中医"瘿病、虚劳"范畴。患者因手术损伤，导致机体元阳受损，加之年逾半百，脾胃虚弱，运化失司，故见神疲乏力、面色萎黄。脾气虚弱，累及脾阳，导致脾阳不足，不能温煦四肢，故见畏寒肢冷。脾阳不足，运化水谷精微及水湿作用减弱，水湿不化，清浊不分，故见下肢水肿。脾阳不足，胃阳亦虚，故纳食减少。结合患者舌脉，证属脾阳虚弱证。方以理中丸合五苓散加减，理中汤乃太阴脾中阳气不足的基础要方，合五苓散温健太阴脾气的同时温化太阳寒水。两者合用，具有温中健脾、利水祛湿的功效。复诊时患者仍有畏寒肢冷，且平素易腰酸，考虑脾阳不足累及肾阳，故加二仙汤温肾阳、补肾精。根据其临床症候特点，主要从脾肾着手进行辨证，治疗上注重阴阳双调、阴阳互补，体现了阴阳互根的治疗理念，重在补益脾肾。

第十四节　妇科病证

一、痛经

病案一

姓名：王某静，性别：女，年龄：23岁（未婚），籍贯：福建福州。

初诊：2017年11月23日。

主诉：经前腹痛半年。

简要病史：半年来学业压力大，出现经前腹痛，胀痛为主，行经量少，淋漓不畅、色紫暗有血块，曾于外院就诊予药物治疗后未见明显缓解，平素纳寐尚可，二便调。舌淡暗，苔薄白，脉弦。

中医诊断：痛经——气滞血瘀证。

治法：行气止痛，活血化瘀。

方药：桃仁红花煎加减。

桃仁9g	红花5g	赤芍9g	当归9g
白芍9g	川芎9g	丹皮6g	熟地黄15g
五灵脂6g	蒲黄9g(布包)	香附9g	枳壳9g
川楝子9g	延胡索9g	甘草3g	

共5剂，水煎日服1剂，分早晚两次饭后温服。每于月经将至时连续服用5剂。嘱其连服3个月经周期后，患者复诊诉经前腹痛基本消失。

按语：丹溪云："经水将来作痛者，血实也，一云气滞，四物加桃仁、香附……"经前腹痛以实证居多，经后腹痛以虚证为主，而实证者，主要是气滞血瘀为患。该患者因情志不畅，肝失疏泄，导致气机运行不畅，气机阻滞，故见经期腹痛，以胀痛为主。气滞血行不畅，导致瘀血内阻，故见月经量少、夹有血块。结合患者舌脉乃气滞血瘀之痛经。方以桃仁红花煎活血化瘀，行气止痛。在桃红四物汤的基础上，加五灵脂、蒲黄化瘀而止痛，加香附、延胡索、枳壳、川楝子疏肝解郁、行气止痛。下焦乃少腹血室之地，厥阴肝经经脉所过之处。奉方疏肝理气，活血通络、则任脉自通，冲脉自盛，其病可愈。

周老指出，月经病虽涉及五脏、冲任，但女子以血为主，血生于脾胃，藏受于肝，血赖气生，又赖气行，故肝脾气血和调乃月经病的病机关键，临证善抓肝脾，调其气血，往往能使月经病的治疗获得满意效果。

病案二

姓名：刘某灵，性别：女，年龄：28岁（未婚），籍贯：福建福州。

初诊：2017年9月3日。

主诉：经期小腹冷痛1年。

简要病史：1年前因经期淋雨后出现小腹冷痛，得热则舒，月经量少，色暗有血块，曾就诊于妇科，予中西药治疗（具体不详）后症状稍好转，但仍反复。辰下：时值经期第2天，小腹冷痛，量少，色暗有血块，恶心欲呕，纳寐尚可，二便调。舌淡暗，苔白腻，脉沉紧。

中医诊断：痛经——寒凝血瘀证。

治法：温经祛寒，活血止痛。

方药：加味四物汤加减。

当归9g	川芎10g	香附10g	熟地黄15g
炒白芍10g	陈皮10g	姜半夏10g	吴茱萸6g
延胡索10g	炮姜10g	肉桂6g	小茴香3g
桃仁6g	红花6g	甘草3g	

共5剂，水煎日服1剂，分早晚两次饭后温服。

二诊（2017年9月20日）：药后血块排出较多，小腹痛随之减轻。月经7天干净。守方去桃仁、红花、延胡索，吴茱萸、肉桂、炮姜用量减半，加阿胶珠6g、麦冬12g，再进14剂。嘱患者每月月经来潮前1周开始服用加味四物汤，连续3个月经周期。平素注意保暖，勿过食生冷寒凉食物。

按语：良方云："妇人经来腹痛，由风冷客于胞络冲任……"寒湿之邪客于冲任，血海凝滞，不通则痛，故小腹冷痛，得热则舒，月经量少，色暗有块。结合舌脉，乃寒凝血瘀证。方以加味四物汤加味治疗，方中四物汤原方补血养血，加香附理气解郁、调经止痛，使气行而血行；患者舌苔白腻，考虑其病久则阴寒内盛，损伤阳气，寒湿内阻，加陈皮、半夏燥湿而健脾；加吴茱萸、延胡索、炮姜、肉桂、小茴香温经暖宫，散寒湿水气。使胞宫内寒转温，脉络通畅则痛止。甘草调和诸药。全方合用温经祛寒、活血止痛。

二、闭经

姓名：赖某芳，性别：女，年龄：33岁，籍贯：福建福州。

初诊：2020年5月11日。

主诉：月经稀发3年。

简要病史：3 年前出现月经稀发，就诊外院妇科，行妇科彩超检查示双侧卵巢呈多囊样改变，未见优势卵泡，诊断为多囊卵巢综合征，予黄体酮治疗后月经来潮。半年前黄体酮失效，遂转诊我科，查空腹胰岛素明显升高，空腹血糖轻度升高，睾酮升高，考虑"糖耐量异常，高胰岛素血症"，予"二甲双胍、吡格列酮"控制血糖改善胰岛素抵抗。并予"达英-35"调整人工周期，服用3月后暂停达英-35，改为中药治疗。辰下：月经已延期1月余未至，易疲乏，时有腰酸，纳寐尚可，二便调。舌淡暗，苔薄白，脉沉细。查体可见形体肥胖、毛发多。

中医诊断：月经后期——肾虚血瘀证。

治法：补肾填精，益气活血调经。

方药：

川芎10g	当归10g	丹参15g	醋香附10g
巴戟天10g	麦冬10g	三棱10g	莪术10g
酒黄精15g	制何首乌15g	北沙参15g	熟地黄15g
党参15g	黄芪15g		

颗粒药共14剂，餐后温水冲服，每日2次。

二诊（2020年6月1日）：患者诉5月27日月经来潮，行经4天，量中，仍有疲乏腰酸，舌淡暗、苔薄白、脉沉细。考虑月经后脾肾亏虚，予调整中药处方如下：

党参18g	黄芪15g	白术10g	川芎9g
当归9g	熟地黄15g	炒白芍10g	陈皮9g
菟丝子24g	酒黄精15g	枸杞子15g	巴戟天9g
杜仲15g	甘草3g		

颗粒药共14剂，餐后温水冲服，每日2次。

后患者每于月经周期前14天服用初诊方，月经后服用二诊方，随访患者月经来潮，周期28~30天，行经3~5天。

按语：多囊卵巢综合征是育龄期女性常见的内分泌疾病之一，临床表现为月经不调、闭经、无排卵、异常子宫出血、毛发增多、形体肥胖、卵巢增多、基础体温单相、不孕等。中医认为其核心病机是肾虚为本，痰浊为标，除肾虚与痰阻之外，脾虚、肝郁、血瘀、郁热等是多囊卵巢综合征发病过程中常见的兼夹因素。治疗上根据月经周期选择不同药物，在月经期配合活血药物，使经水排出干净。经后初期以调肾补虚为主，促进阴血恢复；排卵期前后肾虚为主以补肾为主，痰浊为主者以化痰祛湿，均配以活血或温通药物，促进排卵。经前期补肾活血为主，尤其注意阴中求阳与温通胞脉，促进月经来潮。该患者乃脾肾亏虚、瘀血内阻之证，脾主运化，乃后天之本，气血生化之源，肾主藏精，主生殖发育为先天之本，脾肾不足，精血亏虚，冲任不足，导致月经稀发、闭经、不孕等。故以健脾补肾、活血通经为治疗大法，并根据月经周期而用药，经前期以补肾祛瘀为主，经后期以补益脾肾为主，收效显著。

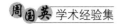

三、绝经前后诸证

病案一

姓名：王某花，性别：女，年龄：50岁，籍贯：福建福州。

初诊：2019年3月7日。

主诉：烦躁、潮热、多汗1月。

简要病史：患者平素月经规律，近1年来月经后期，量少。1月前出现烦躁易怒，潮热、多汗，以夜间明显，汗出质黏，伴心悸、胸闷，乏力、口干，就诊于外院诊断为"围绝经期综合征"，予中药疏肝解郁治疗后症状时有反复。辰下：烦躁、潮热、多汗，心悸、乏力，口干多饮，纳可，寐差，二便正常。舌红，苔少脉弦细。

中医诊断：绝经前后诸证——阴虚火旺证。

治法：滋阴清热，固本止汗。

方药：知柏地黄丸加减。

知母10g	黄柏9g	生地黄15g	山药15g
茯苓15g	山茱萸9g	牡丹皮6g	泽泻10g
太子参15g	麦冬15g	五味子6g	玄参15g
地骨皮15g	珍珠母24g^{（先煎）}	浮小麦30g	煅牡蛎15g^{（先煎）}
甘草3g			

共7剂，水煎日服1剂，分早晚两次饭后温服。

二诊（2019年03月15日）：服药后潮热、多汗明显好转，睡眠改善，仍有乏力。舌红少苔、脉弦细。诸症改善，故守上方续服14剂后症状明显改善。

按语：绝经前后诸证在临床中常见，多以阴阳失调、肾虚肝旺为病机关键。患者年至半百，肾阴不足，虚热内生，故见潮热，多汗。虚火内扰心神，故见烦躁。肾阴为一身阴液之根本，肾阴亏虚不足以上滋心阴，心阴亏虚故见心悸；阴伤则津液不足，故见口干多饮、乏力。治以滋阴清热、固本止汗。方以知柏六味地黄丸滋阴清热，加太子参、玄参、麦冬、石斛益气养阴、生津止渴，珍珠母重镇安神，煅牡蛎、浮小麦敛阴止汗。热象退后，当以补肾为要，可适当补阳，宗"益火之源，以消阴翳"之法，阴阳互补相生。

病案二

姓名：郭某燕，性别：女，年龄：53岁，籍贯：福建福州。

初诊：2019年1月7日。

主诉：潮热、多汗3月。

简要病史：患者绝经2年，平素忧虑多思。3月前出现潮热、多汗，汗出恶风、寐差，口苦而干，就诊当地诊所予药物治疗后症状未见缓解，平素纳可，二便正常。就诊时见舌红，苔薄黄，脉弦细。

中医诊断：绝经前后诸证——肝郁化火证。

治法：疏肝泻火，行气解郁。

方药：丹栀逍遥散加减。

柴胡9g	郁金12g	枳壳9g	地骨皮15g
白芍9g	牡丹皮6g	栀子9g	首乌藤30g
合欢皮30g	炒酸枣仁15g	茯神15g	珍珠母24g
煅牡蛎24g^{（先煎）}	浮小麦30g	丹参15g	桂枝9g
甘草3g			

共7剂，水煎日服1剂，分早晚两次饭后温服。

二诊（2019年1月15日）：服药后睡眠改善，潮热、背恶寒改善，但仍有多汗，动则汗出，舌淡红、苔薄白、脉弦细。考虑兼有气虚、卫外不固之象，故在上方基础上去牡丹皮、栀子、桂枝，加益气健脾太子参15g、麦冬15g、五味子6g、黄芪15g，续服14剂。后随访患者诸症均好转。

按语：肝为刚脏，体阴而用阳，主升主动。患者平素忧虑多思，肝失疏泄，肝气郁滞，日久郁而化火，故见口苦而干、潮热多汗。肝火上扰心神，故见夜寐差。肝旺横逆脾土，致脾胃虚弱，气血生化乏源，卫外不固，营卫失和，故见背恶寒。故遵《黄帝内经》"木郁达之"之旨，以疏肝理气为基本治法，方中柴胡、郁金、枳壳疏肝解郁、理气行滞，牡丹皮、栀子、地骨皮清肝经郁火，桂枝、白芍调和营卫、温通经脉，首乌藤、合欢皮、炒酸枣仁、茯神、珍珠母重镇宁心而安神。煅牡蛎、浮小麦收敛固涩止汗，丹参活血化瘀、清心除烦。患者服上方后症状缓解，热象减退，但仍有多汗、动则汗出，为气虚的表现，故以补气健脾为要。更年期综合征其病因病机主要由于肾气不足，肝气不疏，气机不畅，加之精神压力增加而发生，临床中常见以肾气不足和脾失健运为本，气郁气滞为标，治疗应标本兼治，治标当先改善症状，治本要从缓，徐徐图之，不宜急于求成。

病案三

姓名：杨某建，性别：女，年龄：48岁，籍贯：福建福州。

初诊：2020年4月20日。

主诉：停经、潮热汗出1年。

简要病史：患者平素多思虑。1年前出现停经，伴潮热、汗出，自觉疲乏无力，口干口苦，其间曾于外院妇科诊治，予中西医治疗后（具体不详）效果欠佳。辰下：潮热、多汗，夜间尤甚，疲乏、口干不欲饮，纳可，寐差，二便正常。舌暗淡有瘀点，苔白厚腻，脉细。

中医诊断：绝经前后诸证——痰瘀互结证。

治法：理气化痰，活血祛瘀。

方药：血瘀逐瘀汤加温胆汤加减。

桃仁9g	红花6g	当归9g	生地黄15g
赤芍9g	川芎9g	柴胡9g	枳壳9g
陈皮9g	半夏9g	茯苓15g	草豆蔻3g
地骨皮15g	煅牡蛎24g（先煎）	浮小麦30g	首乌藤24g
合欢皮24g	甘草3g		

共7剂，水煎日服1剂，分早晚两次饭后温服。

二诊（2020年4月28日）：患者口干、潮热多汗好转，睡眠改善，观其舌暗淡有瘀点、苔薄白、脉细，考虑病情好转，守上方续服10剂。

三诊（2020年5月10日）：患者服上方后诸症缓解、疲乏改善，故予中药守上方去陈皮、半夏，加党参15g、白术15g加强健脾益气之功。续服14剂后未再发潮热汗出，纳寐尚可。

按语：妇女绝经前后，肾气渐衰，天癸绝，月经断，此乃正常的生理变化。但因个体差异和某些因素的影响，有些女性不能适应这一阶段的过度而产生一系列证候，成为绝经前后诸证。此期女性以肝、脾、肾三脏气血阴阳亏虚为主，可兼夹有气滞、痰浊、瘀血等病理因素，表现为忧思多虑、潮热汗出、心烦不宁等。本案患者潮热、多汗，疲乏、口干不欲饮，寐差，舌暗有瘀斑、舌苔厚腻，为痰瘀互结之征，然其本，乃脾肾亏虚。故治疗上以理气化痰、活血祛瘀治其标，待湿祛痰化之后，佐以清虚热、健脾宁心之品，取得了满意的疗效。随着社会环境的改变，临证中更年期综合征发病率越来越高，在治疗本病时因证立法，标本兼顾，根据临床表现的各有侧重，药物组方强调"调阴阳、调情志"，分别以疏肝解郁、健脾益气、宁心安神、滋阴养肝、补益脾肾为治法，对伴见火旺、痰热、瘀血等兼证，还应退虚热、清痰热、化血瘀。

病案四

姓名：林某菁，性别：女，年龄：52岁，籍贯：福建宁德。

初诊：2019年10月24日。

主诉：反复头晕耳鸣、腰酸乏力、自汗2年余。

简要病史：2年前患者行经不规律，月经量逐渐减少，现已停经数月，出现头晕耳鸣、腰酸乏力，自汗、动则加重，就诊外院妇科，完善女性激素等检查后，诊断为"围绝经期综合征"，予中药口服后症状稍缓解。1月前，患者自汗加重，动则汗出，伴夜间盗汗，畏寒肢冷，头晕耳鸣，腰酸乏力，夜寐欠佳，二便尚调。舌淡红，苔薄白，脉沉细。

中医诊断：绝经前后诸证——肾阴阳两虚证。

治法：滋阴益肾，温肾填精。

方药：右归丸合二仙汤加减。

仙灵脾9g	仙茅9g	黄柏9g	知母9g
当归9g	熟地黄15g	巴戟天9g	山药15g
山茱萸9g	枸杞子9g	菟丝子15g	煅牡蛎24g（先煎）
浮小麦30g	首乌藤30g	合欢皮30g	酸枣仁15g
甘草3g			

共7剂，水煎日服1剂，分早晚两次饭后温服。

二诊（2019年11月2日）：患者诉诸症较前好转，效不更方，守上方续进14剂。

三诊（2019年11月17日）：患者诉症状明显缓解，仍有畏寒肢冷，守原方加附子10g、肉桂6g补火助阳，续进14剂。后随访患者诉诸症好转，未再复发。

按语：患者年过七七，肾气渐衰，天癸将绝，肾中精气衰弱，导致脏腑阴阳失调，营卫不和，卫阳不固，腠理开阖不利，则汗液外泄，故见自汗、盗汗。肾阳亏虚，阳气不达，阳虚生寒，腰腑失于温煦，故见畏寒肢冷、腰酸乏力；肾气不足，阳损及阴，导致肾阴阳两虚，清窍失养，故见头晕耳鸣。方以右归丸合二仙汤加减，方中仙灵脾、仙茅温肾阳，补肾精，泻相火，调冲任；熟地黄滋阴养血，补肾填精，补阴生阳；山萸肉补养肝肾，山药益脾固肾，枸杞子补血养肝，当归补血和血，菟丝子滋补肝肾，巴戟天温肾阳、暖下元；黄柏、知母泻伏火，救肾水；煅牡蛎、浮小麦收敛止汗；首乌藤、合欢皮、酸枣仁宁心安神；诸药合用，具有温补肾阳、填精补血之效。该患者属禀赋不足、元阳虚衰之体，故用右归丸温补肾阳、填精补血治疗，取效甚捷。但需注意右归丸乃纯补无泻之剂，适用于纯虚无邪者，对兼夹有实邪者，需先祛邪，后以补益，勿犯闭门留寇之弊。

病案五

姓名：黄某，性别：女，年龄：47岁，籍贯：福建福州。

初诊：2019年11月6日。

主诉：月经先后不定期半年。

简要病史：半年前出现月经先后不定期，点滴不尽，伴心悸，乏力，潮热汗出，未予特殊诊治，上述症状反复发作。来诊见：月经点滴不尽，心悸气短，肢体乏力，失眠多梦，潮热汗出，纳尚可，小便正常，大便干稀不调。舌淡胖，苔薄白，脉细。

中医诊断：绝经前后诸证——心脾两虚证。

治法：健脾养心，补益气血。

方药：归脾汤加减。

党参15g	白术10g	茯苓15g	黄芪15g

当归9g	炒酸枣仁15g	远志10g	郁金9g
木香3g^(后入)	煅龙骨24g^(先煎)	浮小麦30g	仙鹤草15g
三七粉3g^(冲服) 甘草3g		煅牡蛎24g^(先煎)	

共7剂，水煎日服1剂，分早晚两次饭后温服。

二诊（2019年11月14日）：服药后阴道出血已止，心悸、疲乏、睡眠均改善，大便时干时稀，故予中药守上方加柴胡9g、白芍9g，续进14剂。后随访患者诉诸症缓解。

按语：患者素体虚弱，更年之期，气血更亏，冲任失养，故见月经失调，点滴不尽。心血不足，心神失养，故见心悸气短，失眠梦多。心脾两虚，脾虚不运，故见肢体乏力，大便时干时稀。方以归脾汤加减，方中以党参、黄芪、白术、甘草甘温之品补脾益气以生血，使气旺而血生；当归甘温补血养心；茯苓、酸枣仁、远志宁心安神；龙骨、煅牡蛎重镇安神，浮小麦合煅牡蛎收敛止汗；郁金行气解郁；仙鹤草、三七粉益气活血止血；木香辛香而散，理气醒脾，与大量益气健脾药配伍，复中焦运化之功，又能防大量益气补血药滋腻碍胃，使补而不滞，滋而不腻。全方合用，共奏健脾养心、补益气血之功。复诊时患者大便时干时稀，考虑肝郁脾虚，故加予柴胡、白芍疏肝解郁。

周老指出，更年期综合征是由肾气衰退，天癸衰竭，冲任虚损而引起的阴阳、气血失调，从而导致脏腑功能紊乱的一系列症状。其病变脏腑主要责之于肾，尤以心、肝、脾为主，治疗原则为补脾益肾、平衡阴阳、调理脏腑。

病案六

姓名：翁某蓉，性别：女，年龄：51岁，籍贯：福建福州。

初诊：2020年2月25日。

主诉：口干、多食易饥2年，心烦不寐1月。

简要病史：2年前出现口干、多食易饥，就诊于我院门诊，诊断"2型糖尿病"。平素予口服降糖药物治疗，血糖控制尚可。1月前出现心烦不寐，胸闷不舒，口干口苦、精神欠佳，嗳气频频，食欲不佳，大便偏干，小便正常。舌暗红，苔黄腻，脉弦滑。月经史：15 4~5/26~28 49，绝经后阴道无异常分泌物流出。

中医诊断：消渴合并绝经前后诸证——肝郁痰热证。

治法：疏肝解郁，清热化痰。

方药：黄连温胆汤加减。

黄连 3g	煮半夏 9g	陈皮 9g	茯苓 15g
干竹茹 9g	枳壳 9g	郁金 9g	夜交藤 30g
合欢皮 30g	瓜蒌 30g	柴胡 9g	黄芩 10g
丹参 15g	甘草 3g		

共7剂，水煎日服1剂，早晚饭后温服。

二诊（2020年3月5日）：患者心烦不寐改善，但仍有胸部满闷，情绪不宁。舌暗红苔薄黄脉弦，在上方基础上加香附15g、厚朴9g，续服7剂。

三诊（2020年3月13日）：患者上述症状改善，舌暗红苔薄黄、脉弦。考虑患者舌暗，有兼夹瘀血之证，守上方加川芎10g、赤芍15g加强活血化瘀之功。续进14剂后患者诸症好转。

按语：患者因饮食不节，损伤脾胃，脾胃运化失司，不能运化水湿故痰浊内生，积滞胃中酿成内热，津液不能上承，故口干；胃火炽盛，腐熟水谷之力强，故多食。加之情志不遂，肝气郁结，肝气乘脾，故见嗳气频频、食欲欠佳。气滞心胸加之痰热内扰，故见心烦不寐，胸闷不舒。舌暗红、苔黄腻、脉滑均为痰热之象，故治疗当予以疏肝解郁，清热化痰。方以黄连温胆汤为主方清热燥湿、理气化痰、和胃利胆，加柴胡、郁金疏肝解郁，黄芩清泄胃火，夜交藤、合欢皮解郁安神，瓜蒌宽胸散结、润燥滑肠，甘草调和诸药。二诊时痰热之象减退，仍有胸部满闷，情绪不宁，在前方基础上加香附加强疏肝理气之功，厚朴宽中理气。三诊时患者诸症好转，但舌质暗红，再适当配伍活血化瘀之品，观其方药，中正平和，祛痰、化湿、活血兼顾，分清主次先后，标本同治。

病案七

姓名：张某萍，性别：女，年龄：50岁，籍贯：福建宁德。

初诊：2016年7月19日。

主诉：咽部堵塞感半年。

简要病史：患者平素情绪低落，多思，说话声音低细，绝经1年。半年前出现咽喉部堵塞感，时有干咳，自述有痰难咳，偶有胸闷，纳一般，寐差，二便正常。舌淡红边有齿痕，苔白滑，脉弦细。查喉镜、肺部CT：未见异常。

中医诊断：梅核气——痰凝气滞证。

治法：疏肝解郁，理气化痰。

方药：半夏厚朴汤加减。

法半夏9 g	厚朴9g	茯苓20 g	紫苏叶10g
桔梗6 g	柴胡9g	炒枳壳10 g	陈皮 10g
香附10g	瓜蒌15g	首乌藤24g	合欢皮24g
甘草3g			

共7剂，水煎日服1剂，早晚餐后温服。

二诊（2016年7月27日）：患者服上方后症状缓解，但夜寐仍欠佳，舌淡红边有齿痕，苔白，脉弦细。故予中药守上方加郁金10g行气解郁、清心除烦，珍珠母24g重镇安神。续服14剂。

三诊（2016年8月14日）：患者咽部异物明显改善，咳嗽减轻，可夜寐

5小时以上，易急躁，生气后感胁痛不舒，故改予柴胡疏肝散加减疏肝解郁。具体处方如下。

柴胡9g	白芍9g	茯苓20 g	陈皮9g
枳壳10 g	川芎10 g	香附10g	郁金10g
桔梗6g	法半夏10g	厚朴10g	紫苏梗9g
首乌藤24g	合欢皮24g	甘草3g	

共7剂，水煎日服1剂，早晚餐后温服。

按语：梅核气为临床较常见的一种病症，相当于现代医学的咽异感症、咽部神经官能症，好发于中年及绝经前后女性。中医认为梅核气的病因病机责之于肝郁和痰凝，治疗上根据肝郁和痰凝的偏重而灵活用药。该患者初诊时以咽喉部堵塞感、有痰难咳为主症，乃痰凝气滞证，故先以半夏厚朴汤为主方，辛以行气散结，苦以燥湿降逆，使郁气得疏，痰凝得化，则痰气郁结之梅核气自除。经治疗后三诊时患者咽部异物感明显好转，兼有生气后感胁痛不舒，此时病机肝郁为主，治疗上遵《黄帝内经》"木郁达之"之旨，以柴胡疏肝散疏肝理气。对临床上梅核气见痰凝气滞且处于更年期患者，亦或者抑郁症患者，常加柴胡、香附、橘皮等疏肝理气化痰之品，《丹溪心法》云："善治痰者，不治痰而治气。气顺则一身之津液亦随气而顺矣。"治痰以治气为先，从补气、化气、理气、降气着手，常可获较好的疗效。

第十五节　痹证

病案一

姓名：王某贞，性别：女，年龄：80岁，籍贯：福建福州。

初诊：2019年5月9日。

主诉：反复关节疼痛8年。

简要病史：8年前出现双上肢近端指间关节，肘膝关节疼痛、肿胀，呈对称性，持续性，时轻时重，疼痛关节常伴有压痛，伴晨僵感，晨僵感常持续1小时以上，就诊于当地医院，诊断为"类风湿关节炎"，予"甲氨蝶呤、来氟米特、甲泼尼龙（12mg qd）"抗风湿治疗，但仍感觉关节疼痛难耐，且服用西药后恶心欲呕等胃肠道反应剧烈，遂求诊配合中药治疗。来诊见：双上肢近端指间关节、肘膝关节疼痛，呈对称性、持续性，左手小指近端指间肿大变形，疼痛关节有灼热感，恶心欲呕，夜寐尚可，大便干结，小便可。舌红，苔黄腻，脉滑。

中医诊断：痹证——风湿热痹。

治法：清热除湿，通络止痛。

方药：

忍冬藤30g	苍术9g	薏苡仁15g	桑枝15g
生地黄24g	赤芍9g	车前草15g	威灵仙12g
地龙9g	姜半夏9g	制陈皮9g	茯苓15g
白术10g	丹参15g	厚朴6g	醋延胡索9g
太子参15g	黄芪15g	瓜蒌30g	火麻仁24g（捣碎）
甘草片3g			

共7剂，水煎日服1剂，分早晚两次饭后温服。继续目前抗风湿药物治疗。

二诊（2019年5月17日）：服药后关节疼痛、灼热感较前改善，大便仍偏干，守上方续服14剂，甲泼尼龙减量至8mg qd口服，配合来氟米特及甲氨蝶呤治疗。

三诊（2019年6月2日）：患者诉关节疼痛、灼热感明显好转，无明显恶心欲呕，大便已通。守上方续服14剂，甲泼尼龙减量至4mg qd口服，配合来氟米特及甲氨蝶呤治疗。后随访患者诉关节疼痛仅遗留稍疼痛，无灼热感，继续上方服1月，定期门诊配合中药治疗。

按语：患者以"反复关节疼痛8年"为主症，属祖国医学"痹证"范畴，该患者先天禀赋不足，外感湿热之邪，痹阻经络，不通则痛，故见肢体关节疼痛、灼热感；机体正气不足，邪气趁虚而入，致气血凝滞，经络痹阻，引起屈伸不利，关节肿大变形，舌红苔黄腻脉滑，风湿热邪痹阻经络之证，病位在肢体筋脉，病性属虚实夹杂。方以忍冬藤清热解毒，疏风通络；桑枝、威灵仙祛风湿，利关节；半夏、陈皮、太子参、黄芪、茯苓、白术补脾健胃、理气化痰；苍术、薏苡仁、厚朴燥湿健脾，行气宽中；车前草加强清热利湿泻浊之效，使湿热之邪从小便排出；丹参、赤芍、生地黄清热凉血，活血化瘀；延胡索、地龙通络止痛；瓜蒌、火麻仁润肠通便；甘草和中调药。全方合用，共奏清热除湿，通络止痛之功。

周老指出，痹为闭阻不通之意，故治则以宣通为主，气血流通，营卫复常，则痹证可逐渐好转。临床痹证治疗，需分清急性期和缓解期，分清寒热虚实而辨治，对病程久者，尚应辨识有无痰瘀阻络，气血亏虚及脏腑损伤证候，做到随证加减，灵活机变。

病案二

姓名：王某妹，性别：女，年龄：79岁，籍贯：福建福州。

初诊：2016年12月22日。

主诉：反复双下肢疼痛6年。

简要病史：6年前出现双膝关节疼痛、僵硬，每于气候变化或天气转冷时疼痛加重，就诊外院行膝关节正侧位片示：双膝关节退行性改变；骨密度检查示：老年性骨质疏松。其间予中药、止痛药、氨基葡萄糖软骨素及抗骨质疏松等治疗，症状仍反复发作。来诊见：双膝关节疼痛，酸胀感，伴腰酸、耳鸣，畏寒喜暖，纳尚可，夜寐欠安，二便正常。舌暗红，苔薄白，脉细。

中医诊断：痹证——肝肾亏虚、风寒湿痹证。

治法：培补肝肾，祛风散寒，宣痹止痛。

方药：独活寄生汤加减。

独活9g	羌活9g	桑寄生24g	秦艽10g
防风6g	细辛3g	威灵仙12g	杜仲15g
牛膝15g	川芎9g	当归9g	生地黄24g
白芍10g	赤芍10g	醋元胡10g	地龙15g
陈皮6g	甘草3g		

共7剂，水煎日服1剂，分早晚两次饭后温服。

二诊（2016年12月30日）：服药后双膝关节疼痛、酸胀感较前缓解，腰酸、耳鸣，畏寒喜暖改善，偶有夜间抽筋，舌暗红苔薄白、脉细。守上方加木瓜9g舒筋活络，续服14剂。之后以上方加减连续治疗2月余，患者双下肢疼痛、僵硬基本已除。3个月后随访患者病情稳定。

按语：独活寄生汤出自《备急千金要方》，主治为肝肾两虚、气血不足，风寒湿侵袭肢体而见腰部、下肢疼痛。该患者久病肝肾气血不足，加之外感风寒湿邪内阻，筋脉不通，故发为痹证，治疗上应标本兼顾，不可单纯祛邪。临床应用时，需注意患者体质偏向，若血虚为主，可重用四物汤养血通络。若偏于阳虚寒湿，方中独活、羌活、细辛用量可加大以增祛寒除湿之力，并佐炮附子温阳散寒。此外，周老还喜用芍药甘草汤，常赤白芍合用，认为其舒筋缓急止痛之力显著，配合元胡、地龙加强活血通络止痛，因痹证日久，肝肾亏虚常合并瘀血阻络，可适当配伍地鳖虫、全蝎、蜈蚣等虫类药止痛效果显著，但需注意久病体虚、加之部分虫类药物有一定毒性，临床应用勿过服、久服，可选用地龙、僵蚕等相对和缓的药物。

病案三

姓名：丁某，性别：男，年龄：56岁，籍贯：福建南平。

初诊：2018年8月7日。

主诉：反复右足趾内侧肿痛2年。

简要病史：2年前因经常应酬饮酒后出现右足趾内侧肿痛，夜间尤甚，就诊当地医院，查血尿酸630μmol/L，诊断为"痛风"，予"秋水仙碱、布洛芬"等对症处理后右足趾内侧红肿消失，此后于饮酒、劳累后易反复发作。来诊见：右足趾关节红肿消失，查血尿酸484μmol/L，易疲乏，体型肥胖，纳寐尚可。舌淡胖，苔薄腻，脉滑数。

中医诊断：痹证——脾虚湿阻证。

治法：益气健脾，清利湿热。

方药：

党参15g	白术9g	苍术9g	茯苓15g
薏苡仁15g	黄柏9g	怀牛膝15g	茵陈15g
威灵仙12g	土茯苓30g	车前子15g	泽泻15g
草薢10g	甘草3g		

共7剂，水煎日服1剂，分早晚两次饭后温服。

二诊（2018年8月16日）：服药后患者自觉疲乏改善，舌淡胖、苔薄腻、脉滑数。守上方服用1月，复查血尿酸438μmol/L。嘱患者注意休息，忌过度饮酒，守上方续1月后复查血尿酸正常范围。

按语：痛风产生的病机关键是脾失健运、湿浊瘀邪痹阻关节。临床强调分期论治，明辨缓急，把握病机主要矛盾。该患者乃痛风缓解期，此时痛风未发作，仅是血尿酸增高，然痰湿之体尚存，一旦饮食调护失宜，痛风又会复发。本病病机关键在于脾虚湿阻，宜标本同治，治以益气健脾、清热利湿。方以四君子汤合四妙散加减，加用威灵仙、土茯苓、车前子、泽泻、草薢清利湿浊，使过量尿酸从小便排出，发挥降尿酸作用。此外，强调痛风日常调护，当以预防为主，注意饮食调节、合理运动，多喝水，低嘌呤饮食，禁烟酒、海鲜发物，以防治兼顾。

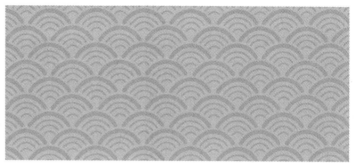

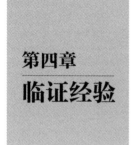

第四章
临证经验

第一节　糖耐量减低的中医辨治经验

糖耐量减低也称为糖尿病前期，即餐后血糖超过正常水平但是未达到糖尿病诊断标准，是介于糖尿病与正常血糖之间的一种状态。2019年全球糖尿病地图报告显示：2019年，20~79岁人群中估计有3.739亿人存在糖耐量减低，约一半（48.1%）糖耐量减低人群的年龄在50岁以下，值得注意的是，近三分之一（28.3%）的年龄是在20~39岁。糖耐量减低的发病率高，且一般无明显糖尿病症状，或症状不典型，多由体检筛查或其他病就诊发现，有糖尿病家族史者居多。

周老在临床诊疗中遇到许多糖耐量减低患者，发现大多数患者症状不明显，且以餐后血糖升高为主。大多数糖耐量减低患者的病因虽存在多种复合性，但与脾气虚弱不能运化水谷精微关系密切，且大部分患者为痰湿体质，部分为阴虚体质。糖耐量减低应予以重视，因为在此阶段尚可逆转，应该对患者阐明其转归预后。并在医生指导下，结合合理膳食，适宜运动，调整心态，建立规律的生活起居方式，从而延缓病情的进展。

糖耐量减低的中医辨证，对无明显症状的患者虽无证可辨，但周老认为可根据患者体质因素进行辨证。中医认为阴虚之体，过食辛辣燥热，或因劳累过伤均可化热、化燥伤阴，或热伤气阴；或素体脾胃虚弱，运化失职，痰湿内生，津液不布；或阳热体质，胃热偏盛者，食欲亢进，食量过大；或过肥食甘，脾运化不及，湿浊内生，湿郁则为热，热则伤津，热蒸更为湿，终致湿热内蕴伤中，临床常见证型如下。

一、阴虚热盛证

证候：阴虚之体，进食辛辣燥热之物或劳累感口干，舌质红，苔薄黄，脉数。

治法：养阴清热。

方药：玄参15g　　　生地黄15g　　　麦冬15g　　　葛根15g

　　　黄芩9g　　　　知母9g　　　　天花粉15g　　苍术9g

热盛者加黄连、栀子，阴虚为主加沙参、知母、石斛等。

二、气阴两虚证

证候：劳累后感疲乏，舌质淡，苔薄白而干，脉弱。

治法：益气养阴。

方药：太子参30g　　麦冬15g　　　五味子6g　　　黄芪30g

　　　苍术9g　　　　玄参15g　　　山药15g　　　枸杞子9g

　　　丹参15g　　　生地黄15g

三、脾虚痰湿证

证候：素体脾胃虚，食生冷食物易腹泻，口干但不欲饮，舌质淡胖或有齿痕，苔白厚而干，脉滑。

治法：益气健脾，化痰祛湿。

方药：党参15g　　黄芪15g　　白术10g　　茯苓15g

　　　山药15g　　陈皮9g　　半夏9g　　葛根15g

　　　沙参15g　　麦冬10g　　甘草3g

四、湿热内蕴证

证候：素体肥胖，多为阳热体质，或过食肥甘，舌质红、苔黄厚腻，脉滑数，此证型临床多见。

治法：清热祛湿。

方药：苍术9g　　黄柏9g　　牛膝15g　　薏苡仁15g

　　　茵陈15g　　佩兰9g　　葛根15g　　黄芩9g

　　　丹参15g　　沙参15g　　麦冬15g　　甘草3g

痰湿甚者，加陈皮、半夏，去沙参、麦冬。

以上中医辨治同样适用于糖尿病初发病情较轻的患者。

此外，强调生活方式干预，改变不良饮食习惯和生活方式，同时控制饮食，嘱多清淡饮食，避免甜食油腻之品，加强运动，如太极拳、散步、游泳、骑自行车等。在糖耐量减低临床治疗的观察中，虽中药治疗有时难以速效，不能迅速地降低餐后血糖，但只要医患合作，持之以恒，保持良好习惯，坚持服药半年左右多能逆转糖耐量减低，恢复正常血糖，且中药副作用少，患者容易接受。因此，中医药治疗糖耐量减低实现其逆转，很好地体现了中医"治未病"的学术思想。

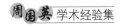

第二节　糖尿病周围神经病变的中医辨治经验

糖尿病周围神经病变是临床糖尿病常见的并发症之一，多见于糖尿病病程长久者，主要涉及周围神经系统部位，而双侧对称性周围神经病变为最早且最多见的神经病变。主要表现为四肢远端麻木与疼痛，部分伴有痛觉过敏或迟钝，对患者的生活造成很大程度的影响，属中医"消渴痹症、血痹"范畴。

周老辨治这类疾病时从痹证论治，十分注重气血的通畅，强调该病的病机是由于消渴病发病日久，阴损耗气损阳而致气阴两伤，甚至阴阳俱虚，脏腑功能失调进而引起气血运行受阻，导致气机阻滞，有时兼有湿浊内停，痰浊内阻，从而痹阻脉络，使五脏六腑、四肢百骸、皮肉筋骨等失养出现痹证表现。气阴两虚、痰浊瘀血痹阻脉络则是消渴病痹症早期的主要病机，其病位在血络，病性是虚实夹杂，主要与脾胃、肝、肾有着极其密切的关系，在治疗上总以调和气血为治则，治法主要有益气养阴、化痰通络、温阳化痰、活血通络、祛风通络、益气健脾、滋养肝肾、舒肝活血等，其中益气养阴、活血通络为治疗糖尿病周围神经病变的主要治法，而活血化瘀法则贯穿于始终，但不能忘记调整脏腑的气血阴阳虚损，同时采用一些祛风、温阳之法。总体上是扶正与祛邪同用，根据正虚、邪实的不同程度，而在治法上有所侧重。临床常见中医辨证分型如下。

一、气阴两虚、脉络瘀阻证

证候：表现为口干、多饮、疲乏、肢麻，舌质淡，苔薄白而干，脉弱。

治法：益气养阴，活血通络。

方药：生脉散加减。

太子参24g	麦冬15g	五味子6g	生地黄15g
山茱萸10g	苍术9g	玄参15g	黄芪30g
山药20g	丹参15g	川芎10g	

二、气虚血瘀证

证候：表现为手足发麻，肢体末端疼痛，下肢尤甚，短气乏力，舌质黯淡，苔白，脉细涩。

治法：益气活血，通络止痛。

方药：补阳还五汤加减。

黄芪30g	当归10g	赤芍10g	桃仁10g
红花10g	地龙10g	川芎10g	延胡索10g

三、阴虚火旺、瘀血内阻证

证候：表现为肢麻，尤以下肢为甚，灼热刺痛，腿足挛急，口干或有便秘，舌质暗红，苔薄黄，脉细数。

治法：滋阴清热，活血通络。

方药：知柏地黄丸加减。

知母9g	黄柏9g	生地黄24g	牡丹皮9g
山药15g	山茱萸9g	玄参15g	麦冬15g
白芍10g	木瓜15g	牛膝15g	丹参15g
地龙9g	延胡索9g		

四、肝肾亏虚、气血不足证

证候：表现为腰膝酸冷，肢体麻木不仁或感肢体冷痛、得温痛减，或四肢冰凉，以下肢为甚，入夜后更明显，神疲乏力，舌淡胖或暗淡，苔白滑，脉沉细。

治法：益肝肾，补气血，活血通络。

方药：独活寄生汤加减。

独活9g	桑寄生24g	秦艽9g	防风9g
细辛3g	川芎9g	当归9g	地龙9g
白芍9g	杜仲15g	牛膝15g	党参15g
肉桂6g	甘草3g	红花9g	

五、湿热痹阻证

证候：表现为形体肥胖、肢体困重，或灼热麻木，或胸闷痞满，口干、口苦、口中黏腻，小便短涩，舌质红，苔黄厚腻，脉濡数。

治法：清热化湿，活血通络。

方药：四妙散加减。

苍术9g	黄柏9g	牛膝15g	薏苡仁15g
陈皮9g	法半夏9g	茵陈15g	佩兰9g
生地黄15g	赤芍9g	牡丹皮9g	川芎9g
延胡索9g			

六、气滞痰瘀痹阻证

证候：痹证日久，双下肢顽麻痛甚，平素多虑，夜不能睡，胸闷不

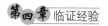

定，舌质紫暗或舌边瘀斑，舌苔白腻，脉弦涩。

治法：活血化瘀，祛痰通络，行气解郁。

方药：血府逐瘀汤合温胆汤加减。

桃仁9g	红花6g	当归9g	生地黄15g
川芎9g	赤芍9g	川牛膝15g	柴胡6g
枳壳9g	白芥子9g	半夏9g	陈皮9g
茯苓15g	地龙9g	醋延胡索9g	甘草3g

加减：如气虚加黄芪，痛甚者加全蝎3~4.5g，瘀血甚者加田三七、莪术，痰瘀化热加牡丹皮、黄柏、竹茹，不寐加首乌藤、合欢皮、炒酸枣仁。

临证糖尿病周围神经病变常用补虚的方剂有生脉散、补阳还五汤、独活寄生汤等。常用的药物有黄芪、当归、生地黄、丹参、地龙，其中补气药、活血化瘀药和滋阴清热药的使用频率较高，以益气养阴、活血化瘀、通络止痛为基本治则，辨证运用补气、滋阴、逐瘀、通络之法治疗，治疗一定疗程后，逐渐获得效果。

此外，工作室成员总结整理周老经验，在临床中挖掘中医非药物疗法用于糖尿病周围神经病变的治疗，包括穴位贴敷（糖痹贴、寒痹贴）、中药沐足熏洗等，临床应用获得很好疗效。

1. 穴位贴敷特色处方贴

（1）糖痹贴：

组成：川芎、当归、红花、桂枝、细辛、透骨草、冰片。由本院制剂室加工成粉剂由醋调匀。

功能主治：活血化瘀，通络止痛。适用于糖尿病周围神经病变或骨关节炎见肢体关节疼痛麻木，辨证属血瘀证者。

选穴用法：涌泉、足三里、三阴交穴。每日一次，每次2~3小时。

（2）寒痹贴：

组成：怀牛膝、吴茱萸、干姜、丹参、肉桂。由本院制剂室加工成粉剂由醋调匀。

功能主治：散寒宣痹，化瘀止痛。适用于糖尿病周围神经病变或骨关节炎见肢体关节疼痛麻木，辨证属寒凝血瘀者。

选穴用法：涌泉、足三里、三阴交穴。每日一次，每次2~3小时。

2. 中药沐足熏洗处方

（1）以麻木为主要症状者，辨证属血瘀证者，重在活血通络。

处方一：路路通30g，桂枝30g，伸筋草30g，红花10g，忍冬藤30g。

处方二：海风藤30g，络石藤30g，钩藤10g，鸡血藤30g，威灵仙30g，
　　　　首乌藤30g，红花10g。

（2）以疼痛为主要症状者，辨证属寒凝血瘀者，重在温阳通络止痛。

处方一：花椒30g，红花30g，乳香30g，没药30g，忍冬藤30g。

处方二：乳香20g，伸筋草20g，肉桂20g，红花20g，路路通20g，
　　　　白茅根20g。

第三节　糖尿病肾病的中医辨治经验

糖尿病肾病是糖尿病最常见的慢性微血管并发症之一，是终末期肾病重要原因之一。随着糖尿病发患者群的不断增加，糖尿病肾病的发病率也在不断上升，晚期患者治疗疗效差，合并多种临床疾病，常需要透析治疗，家庭及社会负担急剧加重，生活质量严重下降，因此通过中医辨证治

疗糖尿病肾病，尤其是早期治疗，在延缓病情进展，改善生活质量方面具有一定优势。

目前大量临床和实验证明糖尿病肾病是由于血糖升高所致的肾脏血液动力学改变，而血小板功能亢进、高血脂、高血压等因素是糖尿病肾病发病的重要因素。这些病理改变使血流变缓，肾小球毛细血管基底膜增厚及毛细血管、肾小管堵塞，微循环障碍，这与中医学"血不活，有瘀滞"的瘀血病机相似。

糖尿病肾病属中医学"消渴病""水肿""尿浊""虚劳"范畴。其基本病机为消渴日久，导致机体五脏皆弱，气血阴阳虚衰，痰瘀水湿停留而共同致病。因此往往病机复杂，本虚标实，虚实夹杂，虚在脾肾，实在痰瘀内阻。此为病机之关键，正如《黄帝内经》说："治病必求于本"，故"健脾补肾、祛瘀化浊"是其根本治法。现将周老根据糖尿病肾病早、中、晚期及常见的临床症状的中医辨证论治分述如下。

一、早期糖尿病肾病

临床以尿微量白蛋白升高为主要特征。

常见证型：气阴两虚证。

证候：早期常无水肿，多见腰酸膝软，倦怠乏力，夜尿频多等症状。

治法：健脾益气、养阴活血。

方药：

生黄芪30g	太子参30g	五味子6g	玄参15g
麦冬15g	生地黄15g	山萸肉9g	山药15g
茯苓12g	苍术9g	枸杞子9g	葛根30g
丹参30g	赤芍9g		

加减：根据气阴亏虚偏盛情况酌情加减，兼有痰湿内阻酌加蔻仁、藿香、佩兰或二陈汤祛痰除湿化浊；兼痰热内蕴，酌加黄连、栀子、瓜蒌、竹茹等清热化痰；兼瘀血内阻，加鸡血藤、当归、桃仁、红花、川芎、川牛膝等活血化瘀通络。

二、中期糖尿病肾病

临床以尿中泡沫增多，出现蛋白尿，伴或不伴血肌酐升高为主要特征。

证候：此期往往本虚标实并重，表现为腰酸乏力，眩晕，夜尿频多，泡沫尿，或见水肿，小便不利，四肢不温，大便或溏或秘，舌质淡胖，暗红，有瘀点，瘀斑，脉象沉细涩。周老根据临床经验又将其分为中期糖尿病肾病无水肿和伴有水肿两个证型。

1. 脾肾两虚证——多无水肿

治法：补脾益肾，收敛固涩。

方药：党参15g　　生黄芪30g　　生地黄15g　　山萸肉9g
　　　山药15g　　茯苓15g　　枸杞子9g　　仙灵脾15g
　　　菟丝子15g　　泽泻10g　　丹参30g　　覆盆子10g
　　　桑螵蛸10g　　益智仁15g

2. 脾肾亏虚，水瘀互结证——多伴水肿

治法：健脾补肾，活血利水。

方药：党参15g　　生黄芪30g　　生地黄15g　　山萸肉9g
　　　山药15g　　枸杞子9g　　仙灵脾15g　　菟丝子15g
　　　丹参30g　　桃仁9g　　茯苓15g　　猪苓20g
　　　苍术10g　　泽泻10g　　桂枝10g　　白术15g
　　　车前子10g

三、糖尿病肾病晚期

临床以出现大量蛋白尿，伴肌酐、尿素氮升高为主要表现。

此期往往本虚标实病势均较重，病情顽固，水肿难消或反复发作，出现全身水肿，尿少，眩晕，甚至恶心、呕吐等，且病位累及多个脏腑，存在气血阴阳俱亏，水饮、血瘀互结或伴虚热内生之象。用药往往效果欠佳，此期主要分为两型。

1. 阳虚血瘀，水湿泛滥证

证候：表现为全身水肿，腰以下为重，畏寒肢冷，身重乏力，面色晦暗，小便量少或夜尿频多，甚则心慌喘促，大便或溏或秘，舌质淡胖、紫暗，舌边有齿痕，舌下静脉或见怒张，脉沉细。

治法：温补脾肾，活血化瘀，祛湿降浊。

方药：制附子9g　　　生黄芪30g　　　薏苡仁15g　　　苍术9g

　　　白术9g　　　　丹参30g　　　　熟大黄6g　　　　车前子15g

　　　泽泻15g　　　　仙灵脾9g　　　　桃仁9g　　　　益母草15g

若见喘促心慌较重者，合用葶苈大枣泻肺汤。

2. 脾肾亏虚，湿热内蕴证

证候：小便短少黄赤，面色晦滞，腰膝酸软，倦怠乏力，不思饮食，晨起恶心，或有呕吐，头痛，夜寐不安，苔黄厚腻而干燥，脉细数或濡数。

治法：健脾益肾，活血化瘀，清热化湿。

方药：黄连6g　　　　陈皮9g　　　　姜半夏9g　　　　竹茹9g

　　　茯苓15g　　　　佩兰9g　　　　淮山药15g　　　　泽泻9g

　　　枳实9g　　　　茵陈蒿15g　　　山萸肉9g　　　　菟丝子15g

　　　熟大黄6g　　　丹参30g

周老在早期糖尿病肾病治疗中多用葛根，且用量15~30g，尤其是气阴两虚或阴虚火旺消渴症状明显者。指出尿微量白蛋白亦属中医脾胃之清阳，因脾虚水谷精微运化失司所致，而葛根尤能升举脾胃之清阳，可生津止渴。现代研究中，葛根具有降糖作用，且可扩张血管、抗血小板聚集，改善微循环。糖尿病肾病早期应当是脾虚为先、气虚为主，强调健脾益气为主，喜用生黄芪配合太子参益气健脾。此外，黄芪具有利尿、降尿蛋白的作用，且具有双向调节血糖、降血脂、抗缺血的功效。此外，周老在糖尿病肾病各个时期均配伍丹参，考虑到糖尿病肾病的病理机制，临证虽未见明显血瘀征象，但仍用大剂丹参，因其具有改善微循环、抗血小板聚集、扩张血管、改善心肌缺血，调脂、抗动脉粥样硬化、改善肾功能等作用，从现代研究糖尿病的发生机制和并发症发展的特点来看，丹参具有十分全面的现代药理机制。

四、蛋白尿的治疗

蛋白尿为人体精微精华之物，究其原因，一是脾肾亏虚失于固摄，二是瘀血阻滞不通无以运化，以至精微不归正路而丢失。所以应当补脾肾以摄精微，可选用黄芪、党参、太子参、山萸肉、山药、菟丝子，同时化瘀血以通道路，但此期患者正气虚衰，本虚标实，慎用破血化瘀，宜选用比较缓和的活血化瘀药，如益母草、丹参、桃仁、红花等药治疗。

五、血肌酐、尿素氮升高的治疗

中医辨证治疗糖尿病肾病时，应当结合现代微观指标辨证，异常升高的血肌酐、尿素氮为人体内的"水湿浊毒之邪"，可归属于实证，常用化浊和降浊法。在健脾补肾基础上化浊常选用温胆汤加减以和胃止呕，降浊加用熟大黄，熟大黄既可通腑活血，又可泄浊解毒，《黄帝内经》言其"下瘀血……荡涤肠胃，推陈出新，通利水道……安和五脏"。大黄制熟后，性质缓和而不伤正，正适合糖尿病肾病患者虚弱之体，一般用量3~9g，临床根据病情的轻重，调整剂量，亦可在晚期时使用大黄灌肠。现代药理研究证明，大黄有降低尿素氮和血肌酐之功效，对改善肾功能有较好的作用，也与中医学排毒理论一致，补泻兼施，使浊邪去而正不伤。

六、利水消肿治疗

糖尿病肾病发展到一定阶段即有水肿出现，而且随着病程的发展，水肿常常反复发作，故而利水消肿是常用的治法之一。糖尿病肾病患者正虚之体，不能峻药猛攻，当以甘淡渗利药物为主扶正祛邪，如生黄芪、茯苓、生薏苡仁可健脾利水，猪苓利水不伤阴，冬瓜皮、车前子、泽泻、益母草利水消肿。

糖尿病肾病为糖尿病严重并发症，疾病早期尚可逆转，病至中期常常仅能延缓其发展，后期则效果往往不显著，进入尿毒症期后需积极行血液透析治疗。因此，早期发现，早期治疗，尤其在糖尿病早期教育患者坚持配合治疗，是治疗本病的关键。

第四节　亚急性甲状腺炎的中医辨治经验

亚急性甲状腺炎（简称亚甲炎），又称急性非化脓性甲状腺炎，肉芽肿性甲状腺炎，巨细胞甲状腺炎，病毒性甲状腺炎，系由病毒或病毒产生变态反应引起的甲状腺炎症。西医治疗虽见效快，能缓解症状，但不少患者在停药后复发。周老在此基础上结合中医辨证治疗，患者复发率低，多取得满意效果。

亚急性甲状腺炎多见于20~40岁的中年人，女性较男性多见，起病多为急性，往往有恶寒、发热、头痛、全身不适、咽痛、口干等上呼吸道感染症状，最为特征性的表现为甲状腺部位的疼痛和压痛，甲状腺病变有大有小，可先从一叶开始，渐至另一叶，或始终局限于一叶，甲状腺功能多呈一过性亢进至正常至一过性减退的经过。现代医学治疗亚甲炎常用糖皮质激素、非甾体类抗炎药治疗。激素剂量大，疗程长，并且副作用大，不少患者停用激素后复发。周老曾治疗观察亚甲炎患者23例，一般仅在发病初期因颈前疼痛剧烈、高热者，采用短程配合少剂量非甾体止痛药或少量激素，泼尼松5~10mg/日，总病程1~2周后开始撤退激素。大部分患者配合中医辨证论治治疗，不仅取得比较满意的效果，而且降低复发率，治愈疗程最短2周，最长2个月。发热者退热时间缩短，用药后体温在2～5天内降至正常；疼痛缓解时间亦缩短，可达5~13天，平均时间7天左右；肿块消失平均21天左右。中医认为，本病多由外感火热之邪或情志不遂而引起，外感火热之邪，热毒壅盛则见发热、寒战；热毒壅结于颈，则局部肿大而疼痛。情志不遂，肝郁气滞，气郁化火，灼津为痰，痰热互结于颈而见颈肿；痰热郁结日久，则渐成气滞血瘀之证。故属于中医学"外感热病""瘿病"等范畴。临床上常见证型有以下2型。

一、外感风热证

常有上呼吸道感染的外感病史，起病急病程短，因症状明显就诊较早，此型最常见。症见甲状腺肿大或伴结节，触痛明显，疼痛较甚，可向颌下，耳前放射，同时伴见畏冷，发热，头痛，咽痛，全身酸痛，多舌质偏红，苔薄黄，脉浮数。此类证型属外感风热，热毒内蕴，炼津成痰，热毒痰浊互结壅结而成，虽然同样具有瘿病的特点，但风邪热毒特点明显，故治疗上应在疏风散邪基础上，加强清热解毒、化痰软坚。方用普济消毒饮加减：金银花15g、连翘10g、黄芩10g、牛蒡10g、玄参15g、桔梗6g、板蓝根15g、柴胡9g、薄荷6g、僵蚕10g、夏枯草15g、浙贝母10g、甘草3g。方中加用浙贝母善于化痰软坚，夏枯草与贝母配合善于清肝火泻痰火而散结，二药常用于治疗瘿瘤。

二、肝郁痰热证

本病多见于女性，平素常有多思喜抑郁等情志不畅的病史，此类常见治疗后复发者，病程稍长，或外感症状已消失，病程久后转为此型。症见甲状腺肿胀疼痛，或伴结节，触痛明显，伴口苦口干或有大便秘结，舌质红，苔黄或黄腻，脉弦数或弦滑。辨证属肝郁化火，肝火炼痰，肝火痰浊蕴结而成，治疗予疏肝泄热、化痰软坚散结，方用柴胡疏肝汤加减：柴胡10g、白芍10g、枳壳10g、黄芩10g、浙贝母10g、郁金10g、法半夏10g、川楝子10g、延胡索10g、玄参15g、丹参15g、甘草3g。大便秘结者加全瓜蒌30g，甲状腺结节者加夏枯草15g、牡蛎30g。此时软坚散结类药物较外感风热型加强，在疏肝泻热同时，为防火热伤阴，加用玄参滋阴清火，因病程久后常痰瘀互结，故加用丹参助凉血活血散结。

亚甲炎在中医归属于"瘿痛"范畴，但《中医内科学》中未提到外感风热、热毒痰凝而成瘿病的病机，而临床上该证型亦较常见，故周老在临床观察和实践的基础上，整体辨证总结了上述两个常见的证型，疗效显著，拓宽了瘿病的中医临床理论，指导临床实践。

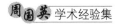

第五节　甲状腺功能亢进症的中医辨治经验

甲状腺功能亢进症简称"甲亢"，是由多种因素引起甲状腺激素分泌增多所致的一种常见内分泌疾病，现代医学对甲亢的治疗以抗甲状腺药物、放射性碘治疗及手术治疗为主，但各种方法均有其严格的适应证和禁忌证。

西药抗甲亢治疗一般分为病情控制阶段、药物减量阶段、维持量阶段、药物停药阶段。在临床中，口服抗甲状腺药物治疗是临床首选，疗效肯定，价格低廉，但在临床治疗中有些病情较重，或甲亢临床症状控制不明显，或有些患者病情改善，但目突、颈肿症状并无改善或加重，而采用中西医结合治疗可以取长补短，提高疗效，改善症状，是一种很好的选择。

甲亢主要表现是瘿肿、多汗、纳食亢进、消瘦、急躁易怒、畏热、眼突、手抖等症状，相当于中医的"气瘿""中消""肝郁""肝火"等范畴。中医认为，临床发病主要和情志、体质有关，若长期情志不畅或情绪剧变致肝气郁结，气机郁滞，致津液不得正常输布，易于积聚成痰或气郁化火，灼津为痰或素体阴虚火旺炼液成痰，导致气郁痰凝壅结颈前，气血运行不畅血脉瘀阻而成气郁痰凝血瘀之患，或虚火上扰心神则见心神不宁之证，如心悸、不寐、肝火犯胃，终成胃热消谷之证。肝火犯脾则脾失健运之证，肝阴不足下及肾阴，致肝肾不足，水不涵木，则见阳亢风动之证，总之，本病初起多见气郁、肝火、痰凝、血瘀之证，中期多见虚实夹杂之象，病久则累及肝胃心脾而见诸症。

一、病情控制阶段中医辨治

在病情控制阶段，多见于Graves病初发时，高代谢症状明显，常因情志刺激诱发，情志不遂，肝气郁结化火，导致性情急躁易怒，肝火上炎故见烦热，容易汗出，面部潮红；肝火旺耗伤肝阴，虚风内动故手指颤抖；木克土肝郁乘脾故大便次数多，便溏，舌质红、苔薄黄微腻、脉弦数为肝火旺肝郁乘脾之象。常见的中医证型如下。

（一）肝火扰心证

证候：颈前喉结两旁轻度或中度肿大，伴烦热，容易汗出，性情急躁易怒，不寐，手指颤抖，面部潮红，口干口苦。舌质红，苔薄黄微腻，脉弦数。

治法：清肝泻火，镇心安神。

方药：栀子清肝饮加减。

柴胡9g	栀子9g	牡丹皮9g	白芍9g
玄参15g	炒酸枣仁15g	煅牡蛎24g^{（先煎）}	浮小麦30g
麦冬15g	五味子6g	合欢皮30g	首乌藤30g
珍珠母24g^{（先煎）}		甘草3g	

若肝火旺盛可选用龙胆泻肝汤加减，心阴亏虚为主，可用天王补心丹加减。

（二）肝火犯脾证

证候：情绪急躁易激动，神疲乏力，大便次数多，便溏、腹泻。舌质红苔薄白，脉弦。

治法：抑肝扶脾或泻肝健脾。

方药：柴胡9g	牡丹皮9g	栀子9g	茯苓15g
白术9g	山药15g	陈皮9g	白扁豆15g
防风6g	白芍9g	甘草3g	

腹泻甚者可以加车前子、泽泻。

205

（三）气阴两虚证

证候：惊悸多汗、气短乏力、口干、心烦、失眠。舌质红，少津苔薄，脉细弦。

治法：益气养阴。

方药：太子参15g　　麦冬15g　　　五味子6g　　黄芪15g

煅牡蛎24g　　浮小麦30g　　天花粉15g　　生地黄15g

玄参15g　　　白术9g　　　　茯神30g　　　合欢皮30g

首乌藤30g　　炒酸枣仁15g　甘草3g

二、减量及维持阶段的中医辨治

经第一阶段抗甲亢治疗后转为减量阶段和维持用药阶段的患者，高代谢症状基本消失，但部分患者来诊时可见目突加重，颈肿伴结节，中医辨证治疗常有以下证型。

（一）肝郁化火证

证候：双眼突出、眼球胀痛、怕光流泪、颈肿，急躁易怒，精神紧张、口苦咽干。舌质红，苔薄黄，脉弦数。

治法：疏肝，祛痰通络。

方药：柴胡9g　　　郁金9g　　　牡丹皮9g　　栀子9g

白芍9g　　　夏枯草15g　　陈皮9g　　　法半夏9g

浙贝母9g　　玄参15g　　　菊花9g　　　谷精草15g

密蒙花9g　　丹参15g　　　甘草3g

（二）气滞痰瘀证

证候：突眼起病缓慢、眼球肿胀、久久不愈，颈部有结节经久未消，或胸闷纳亢，或烦躁。舌质暗或紫，苔薄白，脉弦或涩，或舌红苔黄、脉弦数。

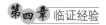

治法：理气活血，化痰散结。

方药：柴胡6g   郁金9g   陈皮9g   青皮9g

        半夏9g   浙贝母9g   牡蛎24g   茯苓15g

        夏枯草15g   丹参15g   川芎9g   车前子9g

        赤芍9g   玄参9g   甘草3g

若痰热盛者加栀子、竹茹、瓜蒌；若血瘀盛者加三棱、莪术。

第六节　甲状腺功能减退症的中医辨治经验

甲状腺功能减退症（简称甲减）是内分泌科常见病，是由于甲状腺激素合成及分泌减少，或其生理效应不足所致机体代谢降低的一种疾病，按其病因分为原发性甲减、继发性甲减及周围性甲减三类。临床以原发性者多见，其次为继发性者，其他均属少见。临床主要症状有疲乏无力、行动迟缓、嗜睡、记忆力减退、怕冷、出汗少、腹胀、便秘、面色苍白、颜面及眼睑水肿、皮肤厚而冰凉，查体部分患者可见甲状腺肿大或者伴有甲状腺结节。

现代医学对甲状腺功能减退症治疗采用替代治疗，大多数患者病情得以迅速改善，但有一部分老年患者伴有心脏病，常常不能耐受甲状腺激素替代疗法被终止治疗，或不能足量替代治疗，甲功未达标者。尚有部分患者虽替代甲状腺激素治疗，甲功正常但由于素有阳虚之体，但临床症状明显者，这一部分患者选用中医辨证治疗，可提高临床治愈率。

根据甲状腺功能减退症临床表现，可将其归属于中医"虚劳""水肿"范畴。《中医内科学》无甲状腺功能减退症的辨证分型，根据其临床症候特点，周老主要从脾肾着手进行辨证。中医认为，本病多因先天不足或后天摄养失调，以致脾肾亏虚，或因手术、药物损伤，机体元阳受损，而致脾肾阳气亏虚而发病。脾为后天之本，肾为先天之本，如病情发展可致心肾阳虚，心肾阳衰，阴阳两亏。因临床上大多数患者曾接受甲状腺激素替代治疗，故以肾阳虚及阴阳两亏证少见，多见脾阳虚证和脾肾阳虚证。具体中医分型辨治如下。

一、脾阳虚证

证候：表现为神疲乏力，面色萎黄，食少，冬季畏寒肢冷，全身肿胀。舌质淡胖，有齿痕，苔白润，脉沉细无力。

治法：温中健脾。

方药：理中汤加减。

党参15g	白术10g	茯苓15g	黄芪15g
肉桂6g（或桂枝9g）		干姜9g	陈皮9g
姜半夏9g	炙甘草3g		

便秘者加肉苁蓉15g，脘腹胀痛加砂仁理气和胃。

二、脾肾阳虚证

证候：表现为神疲乏力，纳少、畏寒肢冷，面色苍白萎黄，皮肤干燥，毛发脱落，懒言嗜卧，或头晕耳鸣，腰膝酸软，或腹胀便秘。舌质淡胖，苔白或腻，脉沉细弱或沉迟。

治法：温补脾肾，益气填精。

方药：右归丸加党参、黄芪。

熟地黄15g	山药15g	山茱萸9g	枸杞子9g
杜仲15g	菟丝子15g	制附子9g	肉桂6g

当归9g　　　党参15g　　　黄芪15g　　　肉苁蓉9g

加减：阳虚水湿以致水肿，尿少者加茯苓、泽泻、车前子。腰膝酸软者，加桑寄生、仙灵脾温肾壮骨。

甲状腺功能减退症以本虚为主，可兼有实邪，本虚以脾肾亏虚为主，标实主要有寒、湿、瘀。辨证应首先辨明虚实，脾虚为主表现为疲乏无力、嗜睡、腹胀、颜面及眼睑水肿。肾虚主要表现为记忆力减退、怕冷、出汗少、面色苍白、便秘等。寒湿主要由于阳虚寒湿内生，临床症状主要表现为怕冷、肢体欠温、水肿；瘀主要由于阳虚不温，寒凝血瘀，加上病久入络而致，临床症状表现为甲状腺结节或舌质紫暗。

根据上述特点，甲状腺功能减退症治疗主要为温补脾肾，同时根据其标实不同，可选用温阳散寒、温化水湿、活血化瘀治疗，治疗以附子理中汤为基本方，常用药物为附子、巴戟天、肉苁蓉、淫羊藿、熟地黄、黄芪、白术、菟丝子，脾虚为主可加用党参、山药；肾阳虚明显可加肉桂、仙茅；寒湿明显可加桂枝、茯苓；血瘀明显可加用当归尾、赤芍。

此外，甲状腺激素替代治疗效果可靠，但是老年人甲减多合并各种心血管疾病，大剂量补充甲状腺激素可能带来风险，临床配合中药治疗更为安全可靠。

第七节　女性更年期综合征的中医辨治经验

更年期综合征又称为围绝经期综合征，是指女性绝经前后出现的性激素波动或减少所致的躯体以及精神心理症状表现。中国年龄相关人群更年期综合征发生率为70%～80%，随着女性人口年龄的增长、社会环境的改变，更年期综合征发生率也呈上升趋势。更年期综合征危害较大，患者可出现睡眠障碍等一系列症状，还常伴有焦虑抑郁倾向，影响家庭关系和谐。西医治疗以激素及抗焦虑抑郁药物为主，疗效个体差异较大，往往不良反应发生率较高。

女性更年期综合征临床常见表现：潮热汗出，烦躁易怒，心悸失眠、眩晕耳鸣、抑郁、焦虑等，属中医"脏躁、汗证、不寐、郁证"范畴。中医认为女子因年老肾中精气衰弱，加之体质强弱、疾病、产育、劳逸、营养、精神等多方面的影响，导致脏腑阴阳失调、气血失和，最终引起更年期综合征。因此，治疗更年期综合征，周老强调调整脏腑气血阴阳平衡。具体临床常见证型如下。

一、肝郁气滞证

证候：此型最常见，临床表现潮热、汗出、不寐多思多虑。舌质淡红，苔薄白，脉弦。

治法：疏肝解郁。

方药：逍遥散加减。

柴胡9g	郁金12g	白芍9g	枳壳9g
地骨皮15g	首乌藤30g	合欢皮30g	炒酸枣仁15g
茯神15g	珍珠母24g	煅牡蛎24g	浮小麦30g
甘草3g			

肝郁化热加牡丹皮、栀子，脾虚加茯苓、白术，痰气郁结加半夏、厚朴。

二、痰热扰心证

证候：可见潮热、汗出、心烦失眠、胸闷、口苦或头重目眩。舌质

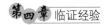

红、苔黄厚腻，脉滑数。

治法：清热化痰，宁心安神。

方药：黄连温胆汤加减。

黄连3g	半夏9g	陈皮9g	茯苓15g
竹茹9g	枳壳9g	郁金12g	首乌藤30g
合欢皮30g	炒酸枣仁15g	地骨皮15g	煅牡蛎24g^{（先煎）}
浮小麦30g	甘草3g		

三、心脾两虚证

证候：心悸失眠、胆怯、多思多虑，月经不规则量少，纳呆，面色不华。舌质淡，苔薄白，脉细。

治法：健脾养心，补益气血。

方药：归脾汤加减。

党参15g	白术10g	茯苓15g	黄芪15g
当归9g	炒酸枣仁15g	熟地黄15g	郁金9g
木香3g	珍珠母24g	远志9g	甘草3g

四、阴虚火旺证

证候：潮热、多汗或盗汗、不寐、口咽干燥。舌质红少津，脉细数。

治法：滋阴降火。

方药：当归六黄汤加减。

当归6g	生地黄15g	熟地黄15g	黄连6g
黄芩10g	黄柏10g	五味子6g	煅牡蛎24g^{（先煎）}

| 浮小麦30g | 黄芪30g | 地骨皮6g | 炒酸枣仁15g |

阴虚为主，大热不甚者选用麦冬地黄汤或天王补心丹加减。

五、心胆气虚证

证候：虚烦不寐、遇事易惊，终日惕厉，胆怯心惊，或伴气短、自汗、倦怠乏力。舌质淡，苔薄白，脉沉细。

治法：益气镇惊，安神定志。

方药：安神定志丸合酸枣仁汤加减。

党参15g	白术10g	茯苓15g	茯神15g
远志9g	石菖蒲9g	龙骨24g（先煎）	川芎9g
炒酸枣仁15g	知母9g	黄芪15g	柴胡9g
陈皮9g	煅牡蛎24g（先煎）	浮小麦30g	甘草3g

六、痰瘀互结证

长期顽固性失眠，临床多治疗效果不佳，常有舌暗瘀点，遵古训："顽疾、多瘀血"观点，从瘀论治。

证候：烘热、心烦、胸闷不畅、精神抑郁，心悸不寐或伴头晕、头痛。舌质暗紫，有瘀点，苔厚腻脉弦滑。

治法：理气化痰，活血祛瘀。

方药：血瘀逐瘀汤加温胆汤加减。

桃仁9g	红花6g	当归9g	生地黄15g
赤芍9g	川芎9g	川牛膝15g	柴胡9g
枳壳9g	半夏9g	陈皮9g	茯苓15g
竹茹9g	石菖蒲9g	郁金9g	甘草3g

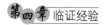

七、肾阴阳两虚证

证候：自汗、盗汗、性欲减退、畏寒肢冷、口干咽燥、寐差、形体疲惫，腰酸，或头晕耳鸣。舌质淡红，苔薄而干，脉沉细。

治法：温肾填精。

方药：右归丸合二仙汤加减。

仙灵脾9g	仙茅9g	黄柏9g	知母9g
当归9g	熟地黄15g	巴戟天9g	山药15g
山茱萸9g	枸杞子9g	菟丝子15g（包煎）	煅牡蛎24g（先煎）
浮小麦30g	首乌藤30g	合欢皮30g	酸枣仁15g
甘草3g			

随着社会环境的变化，临证中更年期综合征病因病机以气郁、肝失疏泄者越来越多见，在治疗本病时因证立法，标本兼顾，根据临床表现的各有侧重，分别以疏肝解郁、健脾益气、宁心安神、滋阴养肝、补益脾肾为治法，对伴见火旺、痰热、瘀血等兼证，还应退虚热、清痰热、化血瘀。药物组方强调"调阴阳、畅情志"，灵活地将补肾、柔肝、健脾相结合，同时重视活血通络、养阴安神、清热化痰。

第八节　痛风的中医辨治经验

痛风和高尿酸血症是嘌呤代谢紊乱所引起的疾病。由于尿酸自肾脏的排出减少，或在体内产生过多而形成高尿酸血症，过量的尿酸盐结晶在关节囊、滑囊、软骨、骨质和其他组织中沉积而引起关节炎，也就是指痛风或痛风性关节炎，沉积于肾脏而引起肾病者称为痛风肾。

现代医学治疗高尿酸血症药物有促尿酸排泄药苯溴马隆；抑制尿酸合成药别嘌呤醇及非布司他；痛风急性期用秋水仙碱。这些药物虽有比较强降尿酸和排泄尿酸的作用，但也均有其副作用，尤其对肝肾功能损伤及胃肠功能的影响都比较大，而对原有肝肾功能不好和胃肠功能差的患者，可选用中医辨证治疗均能取得较好的疗效。

祖国医学虽无高尿酸血症病名，但对痛风早有认识，认为其属中医"痹证"范畴，主要病机为恣食肥甘厚腻或酒热海腥发物导致脾失健运，经脉痹阻，不通则痛。周老根据自己的临床经验总结以下中医辨证常见证型。

一、痛风急性发作期

此期多因饮酒、食海腥诱发足趾关节红肿热痛或低热。舌质红，苔黄或黄厚腻，脉滑数。

证型：痹症——湿热痹。

治法：清热利湿，通络止痛。

方药：
苍术9g	黄柏9g	川牛膝15g	薏苡仁15g
茵陈15g	忍冬藤30g	秦艽9g	牡丹皮9g
赤芍9g	生地黄24g	地龙9g	土茯苓30g
虎杖15g	草薢10g	延胡索9g	车前子15g
泽泻15g	甘草3g		

根据病情一般用1~2周疼痛缓解，红肿消退。足趾关节红肿热痛明显可用本院制剂四黄散调蜜或茶油外敷。四黄散由大黄、黄柏等组成，具有清热泻火、活血化瘀、消肿止痛等作用。

二、痛风缓解期（高尿酸血症）

此期多见足趾关节红肿消失，检验示高尿酸血症。舌质淡红，苔薄腻或微黄腻，脉滑。

治法：益气健脾，清利湿热（标本兼治）。

方药：

白术9g	苍术9g	茯苓15g	薏苡仁15g
黄柏9g	怀牛膝15g	茵陈15g	威灵仙12g
土茯苓30g	车前子15g	泽泻15g	萆薢10g
甘草3g			

加减：脾虚者可加党参、黄芪。湿热者可加黄柏、茵陈、陈皮、半夏。

痛风产生的病机关键是脾失健运、湿浊瘀邪痹阻关节。临床强调分期论治，明辨缓急，把握病机主要矛盾。同时勿忘衷中参西，控制血尿酸水平持续达标。

痛风急性发作期，局部关节红肿热痛，疼痛剧烈难忍，昼轻夜重，甚则全身恶寒发热、头痛身重，伴便干溲黄、口苦口臭，舌红苔黄腻、脉洪大或弦数等。此期主要病机为湿热之邪蕴结，尤以下焦为盛，经脉为浊毒痹阻，气血运行不畅而致剧痛。急则治其标，此期当以清热利湿、通络止痛，方以四妙散加减清热利湿，方中茵陈、土茯苓、车前子、泽泻、萆薢加强清热利湿泻浊之效，使过高尿酸从小便排出；牡丹皮、赤芍、生地黄、延胡索、虎杖、地龙、秦艽具有清热凉血、活血化瘀、通络止痛之效，甘草和中。

痛风缓解期，多表现为单纯的高尿酸血症，此时虽疼痛未作，然痰湿之体尚存，一旦调护失宜，则痛风又再次复发。故周老认为，此期主要病机乃脾虚湿困为主、日久可累及肾脏。此期宜标本同治，治以益气健脾，清热利湿。方以四君子汤加四妙散加减，加用威灵仙、土茯苓、车前子、泽泻、萆薢清利湿浊，使过量尿酸从小便排出，发挥降尿酸作用。此外，强调痛风日常调护，当以预防为主，注意饮食调节、合理运动，多喝水，低嘌呤饮食，禁烟酒、海鲜发物，以防治兼顾。

第九节　急性胰腺炎（水肿型）的中医辨治经验

周老曾任急诊科主任，在急诊内科疾病的治疗上积累了丰富的经验，尤其是急腹症治疗方面，采用清胰饮(福建省人民医院院内制剂）治疗急性胰腺炎获得了满意的疗效。

急性胰腺炎多因饮食不节所致，导致腹痛、部位多见于上腹或左上腹，恶心呕吐，或伴有吐蛔，合并胆道感染者多有畏冷发热，巩膜黄染，腹部压痛。临床观察急性胰腺炎患者的舌脉有些共同的特点，如舌质均较红，苔黄（或黄厚或黄燥），脉弦（或弦数、弦细）。实验室检查中血象升高者占多数，少数老年人或糖尿病患者血象不升高，而血尿淀粉酶测定均高于正常。根据周老辨证论治经验总结中医证型以脾胃湿热、少阳胆热占大多数，部分胆郁热盛、肝郁气滞，另有一部分为蛔虫上扰型。

周老治疗急性胰腺炎主张实证为主，病位在肝胆、脾胃，急则治标，应给邪以出路，治疗重在清热解毒和通里攻下，注意疏肝理气利胆，临证以清胰饮为主方加减，西医配合静脉补液纠正水、电解质紊乱等治疗。清胰汤的方剂组成：柴胡、黄芩、半夏、枳实、神曲、黑栀子、生大黄、川楝各10g，川连、木香、川朴各6g。方中柴胡疏肝理气、和解少阳，黄芩栀子清泻少阳泻热，黄连清泻脾胃湿热，生大黄清热解毒、通里攻下，给邪以通路，半夏和胃止呕，枳实、川朴助大黄通下导滞，神曲助消食导滞，川楝善疏利肝胆，行气止痛，木香调和气机，调整脾胃气机升降。方中和清泻、疏利、导滞、升降于一体。服法：根据病情，入院后3~4天每天服清胰饮2剂，分4次服，前几日可根据发热、腹痛及通便情况增减服药次数，症状缓解后，每日1剂。适用于一般水肿型和严重水肿型胰腺炎病例。临床上还可根据具体情况加减治疗：如大便秘结不通加元明粉15g，实热重加金银花15g、连翘10g清热解毒；湿热重加茵陈15g、栀子10g清泻湿热；口渴加知母10g、芦根30泻火生津；病久者夹瘀加赤药10g、桃仁10g、红花5g；并发胆道蛔虫加苦楝根皮15g、乌梅6g、槟榔10g；腹痛较重者配合针灸治疗。

　　周老应用此方治疗急性胰腺炎的经验是：以中药清胰饮为主，同时静脉支持治疗急性胰腺炎有很好的疗效，一般不禁食可予少量清流质，不用抗生素麻醉止痛剂。这样大大减轻了患者的禁食痛苦，缩短病程，利于疾病早日康复。清胰饮有攻里通下、疏肝理气、消滞和中、清热解毒等功效。临床上如腹胀，恶心、呕吐明显者，可行胃肠减压，以清胰饮分多次胃管注入，夹闭1~2小时观察，清胰饮重用大黄或加木香、槟榔达到消除肠麻痹作用，避免病情继续发展恶化。因此，急性胰腺炎病情恢复快慢与通里攻下有密切关系。剧烈腹痛需及时止痛，可配合针灸治疗，联合使用止痛药，但一般不使用阿片类止痛剂。此外，注意观察是否合并胆道感染，若白细胞持续上升或下降，当及时配合抗感染治疗。注意观察患者病情变化，熟悉急腹症的手术适应证、掌握了解重症胰腺炎的抢救措施，中西医结合治疗，力求缩短病程，减少患者痛苦。

　　在急腹症的治疗中，配合中药治疗可取得满意疗效，尤其是通腑法的灵活应用往往可以快速扭转病势，不论是急性胰腺炎，例如急性胆囊炎、急性阑尾炎、肠粘连等情况，具有阳明热结里实之证，只要患者正气未亏，即当早期通下给邪以通路，清胰汤的关键在于早期应用，因而早期观察十分重要，医生应当随时观察患者临床症状（特别腹部体征）、通便的情况，力求在发病的早期通下，并随时调整中药的组成及剂量。

中医不仅在治疗急腹症，而且在急症治疗方面也有独特优势。过去中医受限于汤药煎煮时间长，煎服法中先煎、后下、久煎或捣药后煎等煎服方法落实不到位等问题，限制了中医在急症的发展。随着现代中药剂型改革，颗粒剂、代煎药房等开展，中医治疗急症也取得了发展。

然而，不少人认为中医只能治疗慢性病，不能治疗急症、危重症。而实际上，历史上中医学的不断发展，往往以急症，尤其是急性、烈性的传染病的暴发为契机，治疗急危重症是中医真正的优势。比如，在新冠肺炎诊治过程中，尤其在重症和危重症患者治疗中，就贯彻了中西医结合，一人一策，一人一法，尽早使用中医药的原则。通过中医药的干预不仅降低了轻症和普通型患者向重型转化的概率，更降低了重型向危重型的转化率。中医药在重症治疗中发挥作用，且降低了新冠肺炎的病死率，打破了中医"慢郎中"这个传统印象。

周老希望，今临床实践中年轻一代医生能进一步注重中医在急危重症治疗上的探索，让中医真正地造福更多百姓。